LE SUCRE

CET AMI QUI VOUS VEUT DU MAL

Éditions Kiwi

5, rue de Charonne, 75011 Paris

ISBN : 978-2-37883-077-9

LANCEURS D'ALERTE

LOUISE **KAHORS**

LE SUCRE

CET AMI QUI VOUS VEUT DU MAL

KiWi

SOMMAIRE

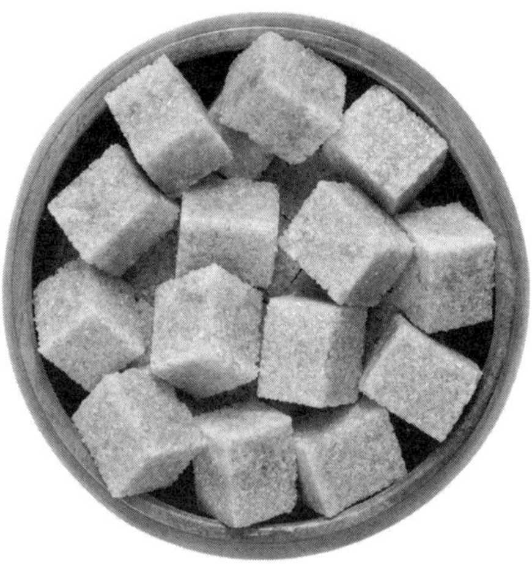

INTRODUCTION

Dans les années 1980, le gras semblait être l'ennemi alimentaire à combattre à tout prix, accusé de provoquer tout un spectre de troubles de la santé. Plus récemment, c'est le sucre qui a été attaqué, désigné coupable d'un vaste champ de maladies et de problèmes de santé. Qu'en est-il réellement ? Le sucre est-il le véritable ennemi juré de notre santé ?

Le sucre fascine tout autant qu'il inquiète. Il est recherché pour son goût unique, cette saveur douce à laquelle on accède dès la naissance et sans nul doute associée au plaisir. Mais il est parfois fui pour son impact sur la prise de poids ou sur le développement et l'évolution des diabètes sucrés. Avant toute chose, que se cache-t-il précisément derrière le mot « sucre » ? Le terme « sucre » désigne bien souvent un ensemble de composés, les glucides, dont la nature, le goût et les effets sur la santé sont divers et nombreux.

Les glucides représentent la principale source de macronutriments de notre alimentation et pourtant de nombreux sucres sont pointés du doigt pour une multitude d'effets négatifs sur la santé, le développement des diabètes sucrés et les perturbations de la glycémie, un risque majoré de cancers, des troubles hormonaux, une atteinte des dents, du foie, du cœur... et même du cerveau. Pour autant, les sucres ont deux visages, un positif, un négatif, en fonction de leur nature chimique et de leur origine.

Faut-il réellement bannir le sucre de notre alimentation ? Comment faire le tri entre toutes les substances qui contiennent le mot « sucre » ou qui y font référence ? Si l'Organisation mondiale de la santé (OMS) préconise de ne pas consommer plus de six cuillères à café de sucre par jour pour un adulte, la population des pays industrialisés ingère en moyenne plus du double ! À l'inverse, les apports en fibres alimentaires et en glucides complexes restent insuffisants, car les glucides doivent représenter près de la moitié des apports caloriques quotidiens selon les recommandations des autorités de santé publique.

L'Organisation mondiale de la santé (OMS) préconise de ne pas consommer plus de six cuillères à café de sucre par jour pour un adulte.

Dans cet ouvrage, nous plongerons dans le monde fascinant du sucre, ou plutôt des sucres et des glucides. Un même mot pour désigner des substances finalement totalement différentes, en termes d'impacts sur notre santé comme de natures chimiques. Bien sûr, il nous faudra lister tous les effets négatifs de certains sucres, mis en évidence au cours des dernières décennies, parfois très récemment. Mais le sucre constitue un élément incontournable de notre alimentation. Il peut aussi être consommé intelligemment, dans le cadre d'une alimentation saine et équilibrée, grâce à une meilleure connaissance des différents sucres et à quelques règles simples de vie quotidienne.

LE MONDE FASCINANT DU SUCRE

IL N'EXISTE PAS UN SUCRE, MAIS DES SUCRES

Pointé du doigt depuis quelques années, le sucre nous paraît pourtant si familier. Il fait totalement partie de notre univers quotidien, et ce dès la plus tendre enfance. Quel enfant n'est pas instinctivement attiré par les aliments sucrés ? Mais qu'est-ce exactement que le sucre ? Ce mot traduit en fait plusieurs entités, le sucre de table ou saccharose – celui auquel on pense immédiatement –, mais aussi un univers complexe de multiples substances, les glucides. Avant de nous pencher plus précisément sur les dangers du sucre, il est essentiel de faire le point sur la définition ou plutôt sur les définitions du mot « sucre ».

Le sucre, pour la grande majorité d'entre nous, correspond au cristal blanc ou brun (selon son origine) que nous saupoudrons dans différentes préparations que nous souhaitons agrémenter d'un goût sucré. Le terme « sucre » désigne alors le sucre de table, que les chimistes appellent le saccharose. Mais scientifiquement, le mot « sucre » décrit en réalité tout un ensemble de substances, les glucides.

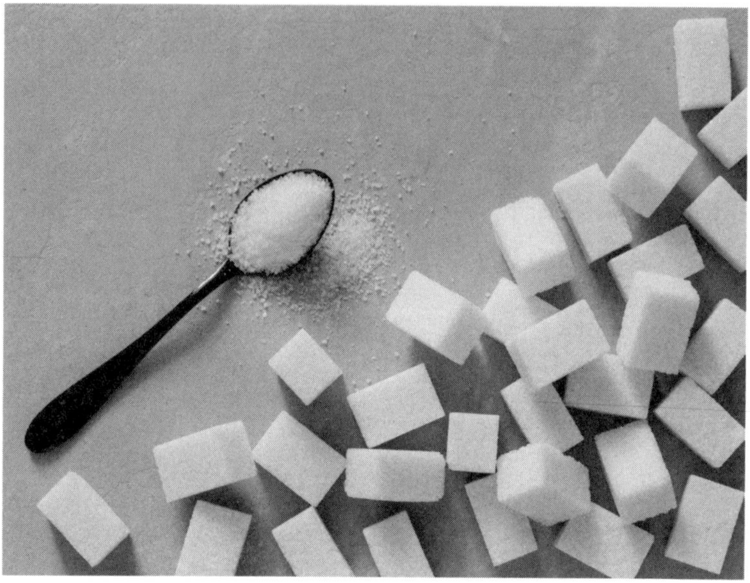

En dehors du sucre de table, il nous arrive aussi fréquemment d'entendre parler de ces glucides ou encore de sucres rapides, de sucres lents, de sucres simples, de sucres complexes, de sucres ajoutés... Au final, il apparaît que le mot « sucre » ne recouvre pas une seule substance, mais un ensemble de substances, les sucres, et toutes n'ont pas – comme beaucoup pourraient le croire – un goût sucré ! Il est capital de ne pas faire l'amalgame entre tous ces différents sucres, car tous n'ont pas un effet délétère sur notre santé.

Les glucides sont constitués par des enchaînements répétitifs d'une à plusieurs milliers d'unités de sucre, appelées des oses ou des saccharides. Un sucre ne contenant qu'une seule unité de sucre est appelé un monosaccharide, un sucre contenant deux unités de sucre un disaccharide, trois un trisaccharide, etc. Un sucre contenant quelques dizaines d'unités de sucre est appelé un oligosaccharide et enfin un sucre renfermant plusieurs centaines à plusieurs milliers d'unités de sucres est appelé un polysaccharide. Voyons au travers de quelques exemples ce qui se cache sous ces appellations scientifiques. Schématiquement, on divise les glucides en deux grandes catégories.

Les glucides simples

Les glucides simples, appelés aussi les sucres simples, regroupent les monosaccharides, les disaccharides, les trisaccharides, jusqu'aux petits oligosaccharides. Généralement, ces composés apportent une note sucrée, lorsqu'ils sont présents dans les aliments. Ils regroupent notamment les sucres les mieux connus du grand public.

- Le glucose, sans doute le monosaccharide le plus répandu, est encore parfois appelé le dextrose. Dans les effets du sucre sur la santé, nous verrons que le glucose joue un rôle essentiel. En effet, le taux sanguin de glucose, la glycémie, est un examen sanguin essentiel dans le dépistage, le diagnostic et le suivi des diabètes sucrés, mais aussi un marqueur important de notre santé en général. Naturellement, le glucose est présent dans les fruits, les patates douces, les oignons et diverses autres plantes.
- Le galactose est un autre monosaccharide, présent dans le miel et dans certains fruits.
- Le fructose, autre monosaccharide, également appelé le lévulose, est le sucre naturel des fruits (d'où son nom), mais il est également présent dans le miel.
- Le mannose est un monosaccharide présent dans certains fruits, comme les airelles.
- Le lactose, le sucre majoritairement présent dans les laits, qu'ils soient d'origine animale ou humaine,

est un disaccharide formé d'un glucose et d'un galactose. Il est présent en quantités variables dans le lait de vache, le lait de chèvre ou le lait de brebis. Lorsque le lait est transformé en yaourt ou en fromage, la teneur en lactose diminue considérablement, puisqu'il est utilisé par les bactéries lactiques pour effectuer la fermentation. Cette différence de teneur en lactose explique que les personnes intolérantes au lactose digèrent souvent mieux les produits laitiers fermentés que le lait.

- Le saccharose, appelé le sucrose par les anglo-saxons, est un disaccharide formé d'un fructose et d'un glucose. Plus communément, on l'appelle le sucre de table. Il est majoritairement extrait de la betterave sucrière (sucre blanc) ou de la canne à sucre (sucre roux). C'est le saccharose qui est à l'origine de la saveur sucrée que nous connaissons tous. Le saccharose est le glucide qui est donc généralement utilisé comme référence pour définir le pouvoir sucrant d'une substance.
- Le maltose est un autre disaccharide composé de deux glucoses. Appelé aussi le sucre de malt, il est présent dans les grains d'orge.

- Le raffinose est un trisaccharide formé d'un galactose et d'un saccharose. Il est naturellement présent dans certains légumes, comme les haricots, les choux, les asperges ou encore dans le soja.
- Le stachyose est un tétrasaccharide constitué de deux galactoses et d'un saccharose. Il est présent dans divers légumes.

Les glucides complexes

Les glucides complexes sont des polysaccharides de grande taille, constitués par l'enchaînement répété de nombreux sucres simples. Les plus connus sont notamment les suivants.

- La cellulose des légumes est un glucide composé d'un enchaînement complexe de très nombreux glucoses, que notre organisme est incapable de digérer faute de disposer des enzymes intestinales nécessaires. En revanche, les ruminants comme les vaches possèdent l'arsenal enzymatique pour digérer la cellulose des herbes qu'elles ingèrent.
- L'amidon, par exemple issu de la pomme de terre ou du maïs, est constitué également d'un enchaînement complexe de glucoses. À la différence de

la cellulose, nos enzymes intestinales sont capables de le digérer.

- Le glycogène, formé de nombreuses unités de glucose, est la forme de stockage du glucose pour les cellules. C'est en quelque sorte l'amidon des animaux.
- Les pectines sont des polysaccharides exclusivement végétaux, retrouvés dans la plupart des fruits et des légumes. Les pectines extraites de certains fruits, comme les pommes ou les agrumes, sont des additifs alimentaires utilisés comme agents gélifiants pour faciliter notamment la prise des confitures.
- Les agars et les carraghénanes sont des polysaccharides extraits de certaines algues rouges. Une fois purifiés, ces glucides sont des additifs alimentaires utilisés comme agents gélifiants et texturants dans l'industrie agroalimentaire, en particulier pour la fabrication des crèmes desserts et des glaces. Les agars sont également très utilisés par les végétariens et les végétaliens, mais aussi par tous ceux qui adoptent une alimentation sans gluten.

- Il existe également toute une série de glucides complexes présents chez les animaux et les végétaux, formés à partir de l'enchaînement de différents monosaccharides.

La place des glucides dans l'alimentation

Les glucides, dans leur ensemble, constituent, avec les lipides (graisses) et les protides (protéines), l'un des trois piliers essentiels de notre alimentation. Ils représentent des apports quotidiens indispensables en macronutriments. Le Programme national nutrition santé recommande que les apports quotidiens en glucides représentent chez l'adulte jusqu'à 55 % des apports totaux en calories. Les glucides constituent ainsi l'élément principal de l'alimentation, devant les graisses et les protéines. Mais ceci ne veut pas dire qu'il faut consommer n'importe quel sucre et dans n'importe quelle quantité. La diversité chimique des glucides produit en effet des effets totalement différents sur la santé selon que l'on consomme des glucides simples ou des glucides complexes.

> *Les glucides constituent l'élément principal de l'alimentation.*

Il est important de noter que les glucides ne représentent pas uniquement des apports énergétiques, car ils constituent également une part non négligeable des éléments structuraux de notre organisme. Les glucides sont présents dans chacune de nos cellules, où ils assurent des rôles métaboliques (stockage d'énergie par exemple), structuraux (éléments constitutifs des membranes cellulaires) ou encore fonctionnels (des glucides sont présents sur les hormones par exemple). Les glucides peuvent s'associer à d'autres éléments structurels de l'organisme :

- les protéines, pour former des glycoprotéines, présentes dans les membranes cellulaires ou des protéoglycanes, présents notamment au niveau des articulations ou de la peau ;
- les lipides pour former des glycolipides. Certains glycolipides spécifiques sont présents au niveau

des cellules cérébrales et sont indispensables au bon fonctionnement du cerveau.

Dans leur ensemble, les glucides représentent 1 % de notre poids corporel et sont intimement liés aux autres composants de l'organisme.

Les glucides constituent une famille très diversifiée de substances. Sucre se conjuguerait donc plus facilement au pluriel et ne rime pas toujours avec goût sucré. Par conséquent, il ne faut pas tout mélanger, ni traiter tous les sucres à la même enseigne. Si tous les glucides ou sucres révèlent des structures chimiques très différentes, nous verrons dans les chapitres suivants qu'ils n'ont pas tous le même impact sur notre santé et sur le fonctionnement de l'organisme. Lorsque l'on parle des effets, délétères ou non, du sucre sur la santé, il est donc important de préciser à chaque instant de quel sucre il est question. Se pose à présent une nouvelle question : quels sont les sucres que nous retrouvons chaque jour dans les aliments que nous consommons ?

LES PRINCIPAUX SUCRES RETROUVÉS DANS L'ALIMENTATION

Si la classification des glucides se révèle très complexe, la composition en sucres des aliments l'est souvent tout autant. En effet, le sucre peut être présent, même dans des aliments qui n'ont pas un goût sucré. Et lorsqu'un aliment est sucré, cette saveur peut être le fruit de plusieurs sucres présents simultanément. De nombreux aliments contiennent à l'état naturel à la fois des glucides simples et des glucides complexes. Parallèlement, une préparation alimentaire peut associer des sucres simples et complexes présents à l'état naturel dans les aliments, mais aussi des sucres ajoutés au moment de la préparation ou de la cuisson. Ces sucres ajoutés peuvent être naturels, modifiés ou artificiels. En résumé, chaque jour notre alimentation renferme une association complexe de différents glucides, en quantités variables.

> *Chaque jour notre alimentation renferme une association complexe de différents glucides, en quantités variables.*

À titre d'exemple, une confiture contient non seulement les sucres simples et complexes présents naturellement dans les fruits (du fructose, des pectines), mais aussi le sucre ajouté pour préparer la confiture, voire les pectines utilisées pour favoriser sa prise. Un même aliment contient ici trois sources différentes de sucre. Autre exemple, un plat préparé additionne les sucres simples et complexes des légumes et des féculents, mais aussi le sucre souvent ajouté par les industriels pour renforcer le goût d'un ou plusieurs aliments, masquer celui de certains additifs ou participer à la bonne conservation du produit. Notre alimentation est donc une soupe complexe de différents glucides, que l'organisme doit décortiquer au moment de la digestion.

Revenons plus précisément au goût sucré. Comment sucrer les aliments que nous consommons ? Il existe différents sucres utilisés pour sucrer. Le plus connu aujourd'hui, et sans conteste le plus utilisé, est le saccharose, issu de l'extraction et du raffinage de la betterave sucrière ou de la canne à sucre. Mais d'autres sucres existent à l'état naturel.

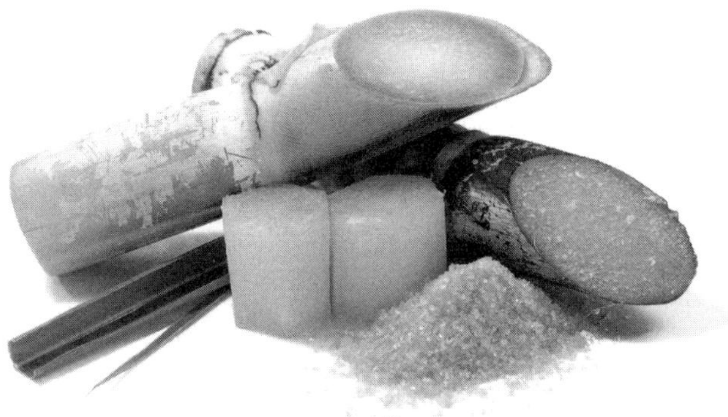

Prenons le cas du miel, qui était le sucre le plus utilisé avant la découverte du saccharose. Le miel contient entre 78 et 80 % de sucres, qui se répartissent entre le fructose, majoritaire, le glucose et divers autres comme le galactose, le maltose ou le saccharose. Mais il renferme aussi des polysaccharides. En plus des glucides, le miel renferme des acides aminés (les éléments constitutifs des protéines), des vitamines, des sels minéraux et de faibles quantités d'acides gras, ainsi que toute une série complexe de substances.

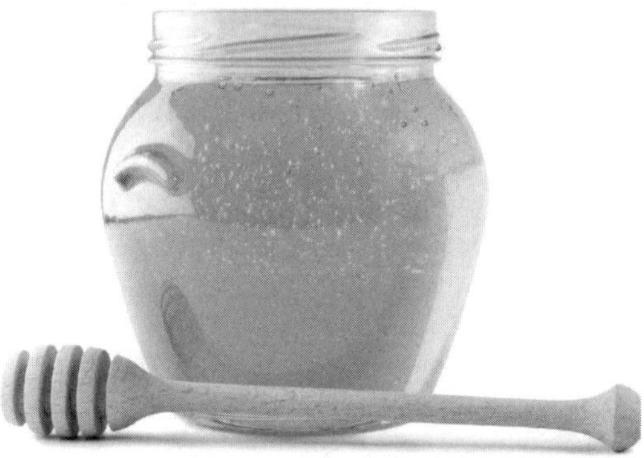

La canne à sucre et la betterave sucrière ne sont pas les seuls végétaux à produire du sucre. Certaines sources végétales de sucre connaissent depuis quelques années un essor important lié à l'intérêt de tous ceux qui recherchent des alternatives aux sucres raffinés. Il s'agit principalement des suivantes.

- Le sucre de coco, ou plus précisément le sucre de fleur de coco, issu de la fleur de cocotier : la fleur de cocotier est entaillée et la sève est recueillie, avant d'être chauffée pour évaporer l'eau. Le sucre de coco ainsi obtenu renferme non seulement des sucres simples, mais aussi des vitamines, des sels minéraux et des substances antioxydantes. Le sucre de coco contient également une substance prébiotique, l'inuline (les prébiotiques sont des substances qui favorisent la croissance de la flore intestinale).

- Le sirop d'érable, obtenu à partir de l'eau d'érable recueillie à partir du printemps sur l'arbre, avant d'être concentrée par ébullition : le sirop d'érable est très majoritairement produit au Canada et s'exporte dans le monde entier.
- Le sirop d'agave, également appelé le nectar d'agave ou l'aguamiel, préparé à partir de plusieurs espèces d'agaves, dont celle utilisée pour la fabrication de la téquila.

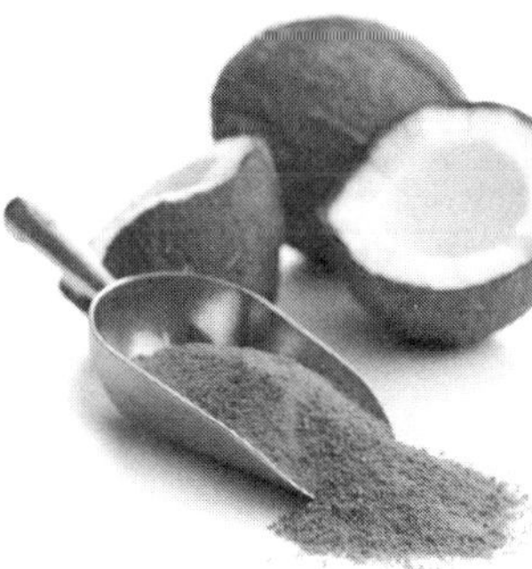

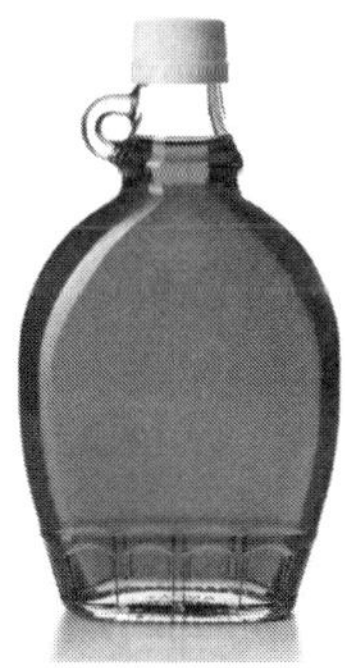

Le sucre de table le plus communément utilisé est raffiné, c'est-à-dire purifié pour être le plus blanc possible. Des doutes se développent au fil des années sur l'impact de ces procédés de raffinage sur la qualité des sucres. Dans le sucre raffiné, ne subsiste que les sucres simples. Progressivement, de nombreuses personnes préfèrent s'orienter vers des sucres non raffinés, contenant des sucres simples, mais aussi d'autres substances potentiellement bénéfiques pour l'organisme.

« Des doutes se développent au fil des années sur l'impact de ces procédés de raffinage sur la qualité des sucres. »

Prenons le cas de la canne à sucre. Il existe différentes préparations sucrées issues de la canne à sucre :

- le sirop de canne à sucre ;
- le jus de la canne à sucre déshydraté, sans aucune transformation ni raffinage, qui s'appelle le rapa-

dura en Amérique latine, et plus localement le panela en Colombie (ce sucre naturel, d'une couleur ambrée foncée, possède un certain taux d'humidité et se présente sous forme de poudre ou en petits morceaux) ;

- le muscovado, un autre sucre roux issu de la canne à sucre, non raffiné mais purifié, filtré et caramélisé : il renferme une teneur importante en mélasse, le résidu brun et visqueux non cristallisable du sirop de canne à sucre. Il est originaire de l'île Maurice ou des Philippines.

Ces produits contiennent les mêmes sucres simples que les sucres de table raffinés, mais ils renferment également des vitamines et des sels minéraux, des composés qui sont éliminés par le raffinage des sucres. Certains appellent ainsi ces sucres des sucres complets, à ne surtout pas confondre avec les glucides complexes. Ces sucres, même non raffinés, contiennent avant tout des sucres simples. Tous les sucres, raffinés ou non, représentent un apport calorique similaire, car ils contiennent tous différents types de sucres simples, rapidement assimilables par l'organisme.

Mais notre alimentation ne renferme pas uniquement des sucres simples naturels. Pour faciliter leur production, les industriels du secteur agroalimentaire ont, au fil des années, développé des sucres synthétiques ou semi-synthétiques, avec des propriétés intéressantes. Généralement, ces sucres non naturels sont issus soit de l'hydrolyse de l'amidon (dégradation chimique ou enzymatique de l'amidon), soit d'une transformation du glucose. Les plus communément utilisés sont les suivants :

- le sirop de glucose, qui est obtenu par hydrolyse de l'amidon et renferme des enchaînements plus ou moins longs de glucose ;
- l'isoglucose, un sirop de glucose contenant du fructose, obtenu par transformation enzymatique du glucose ;
- le sirop de glucose-fructose, ou sirop de maïs à haute teneur en fructose, qui correspond à une hydrolyse de l'amidon de maïs, suivie d'une conversion du glucose en fructose pour atteindre une teneur comprise entre 45 et 55 % de fructose ;
- les dextrines, qui sont obtenues par une hydrolyse de l'amidon, soit par chauffage, soit par l'action

d'un solvant acide ;

- les maltodextrines, qui sont des assemblages de différents sucres obtenus par l'hydrolyse de l'amidon de blé ou de maïs, ou encore par l'hydrolyse de la fécule de pomme de terre.

> *Tous les sucres, raffinés ou non, représentent un apport calorique similaire.*

Que deviennent les glucides, simples ou complexes, que nous ingérons quotidiennement ? Tous les sucres ou glucides qui arrivent dans l'appareil digestif ne connaissent pas le même sort. Les glucides simples, comme les monosaccharides ou les disaccharides, passent aisément la barrière intestinale et sont rapidement assimilés par la circulation sanguine. C'est pour cette raison qu'on les appelait autrefois les sucres rapides, car ils augmentent très rapidement la teneur en sucre du sang.

En revanche, les sucres complexes, comme l'amidon, la cellulose ou le glycogène, doivent préalablement être réduits en petites molécules, avant de pouvoir être assimilés. Certains peuvent être hydrolysés par les enzymes intestinales, comme l'amidon. Une fois réduits en monosaccharides ou disaccharides, ces sucres se retrouvent rapidement dans la circulation sanguine. En revanche, notre intestin est incapable de digérer la cellulose, qui n'est par conséquent pas absorbée par l'organisme.

Une fois dans la circulation sanguine, les sucres simples sont soit directement utilisés par les cellules, soit stockés sous forme de glycogène au niveau des cellules du foie. Dans la majorité des cas, tous les sucres simples sont convertis en glucose avant d'être utilisés ou stockés par l'organisme. C'est pour cette raison que la glycémie est une valeur de référence largement utilisée pour évaluer la charge en sucre du corps. Si la quantité de sucre à stocker est trop importante, le foie transforme le glucose en excès en graisses et les stocke dans le tissu adipeux. L'organisme a ainsi besoin de suffisamment de glucides pour couvrir ses besoins énergétiques et constituer des réserves facilement mobilisables pour tenir entre les repas, mais un excès de glucides entraîne leur stockage à long terme sous forme de graisses, peu mobilisables.

Simples ou complexes, naturels ou modifiés, les glucides représentent une part essentielle de notre alimentation quotidienne. Si les glucides simples ont un goût sucré plus ou moins prononcé, les glucides complexes n'ont pas cet avantage gustatif, mais nous verrons qu'ils sont pourtant nutritionnellement beaucoup plus intéressants.

> *L'organisme a ainsi besoin de suffisamment de glucides pour couvrir ses besoins énergétiques et constituer des réserves facilement mobilisables pour tenir entre les repas, mais un excès de glucides entraîne leur stockage à long terme sous forme de graisses, peu mobilisables.*

Lorsque le sucre est recherché pour son goût sucré, existe-t-il des alternatives au sucre de table, considéré souvent comme la bête noire des glucides ? Face à l'essor des inquiétudes sur les dangers du sucre, l'industrie agroalimentaire tente de répondre par le développement des édulcorants, qui connaissent un essor constant depuis quelques années.

LES ÉDULCORANTS, DES ALTERNATIVES AUX SUCRES ?

Impossible de parler de sucre, de nos jours, sans évoquer les édulcorants, qui ont acquis depuis plusieurs années une forte notoriété. Le sucre fait en premier lieu appel au goût sucré, même si nous avons vu qu'il en était tout autrement en réalité. Schématiquement, disons que les sucres simples sont ceux qui apportent une note sucrée aux aliments qui en contiennent ou auxquels on en ajoute.

Tous les sucres simples ne sucrent pas de la même manière. Les spécialistes emploient le terme de « pouvoir sucrant » pour définir la capacité d'une substance à sucrer un aliment. Le saccharose, ou sucre de table, est utilisé comme référence, avec un pouvoir sucrant égal à un. Il faut noter que le pouvoir sucrant correspond uniquement à la capacité d'une substance à donner un goût sucré. Il n'a donc aucun rapport avec l'impact de la substance sur la glycémie ou l'apport calorique, et donc aucun lien avec un éventuel impact sur la santé.

Face aux inquiétudes récentes vis-à-vis du sucre et de ses effets potentiellement délétères sur la santé, et face à l'ampleur de l'épidémie de diabètes sucrés dans le monde, les industriels de l'agroalimentaire ont cherché et mis au point de nouvelles substances capables de donner un goût sucré, les édulcorants. Un édulcorant est donc une substance capable de donner une saveur douce aux aliments. En pratique, les édulcorants d'intérêt sont ceux qui ont un fort pouvoir sucrant, sans trop impacter la glycémie ou sans trop apporter de calories.

En règle générale, les édulcorants sont privilégiés aux sucres par deux catégories de population :

- les personnes atteintes d'un diabète sucré, qui doivent limiter leurs apports quotidiens en sucres simples pour ne pas provoquer d'augmentation trop forte de leur glycémie ;
- les personnes qui cherchent à réduire ou à contrôler leur poids corporel, en réduisant ou en minimisant leurs apports caloriques.

Édulcorer, c'est sucrer sans les désavantages du sucre sur la glycémie ou l'apport énergétique !

Les édulcorants ne sont pas toujours des substances glucidiques, certains sont des glucides, d'autres non. Il existe plusieurs catégories d'édulcorants :

- les édulcorants naturels, présents dans certaines plantes par exemple ;
- les édulcorants de charge ou de masse dont le pouvoir sucrant est inférieur à celui du saccharose : il faut en mettre beaucoup pour sucrer suffisamment ;
- les édulcorants intenses ou artificiels dont le pouvoir sucrant est 100 à 3 000 fois supérieur à celui

du saccharose : une petite quantité suffit à sucrer intensément.

Les édulcorants peuvent être commercialisés sous forme de substituts du sucre (ce sont les fameuses sucrettes utilisées pour sucrer le café ou le thé), mais ils sont aussi utilisés comme ingrédients dans toutes les préparations sucrées étiquetées « sans sucre », comme les bonbons ou les gommes à mâcher.

Parmi les édulcorants les plus répandus dans l'alimentation, on retrouve les suivants.

- Les polyols ou sucres-alcools sont des édulcorants de charge dont le pouvoir sucrant est compris entre 0,5 et 1,4. Ce sont des additifs alimentaires largement présents dans les aliments étiquetés « sans sucre ».
- Le maltitol est un édulcorant de masse, extrait de l'amidon de blé ou de maïs. Cet additif alimentaire est largement utilisé en pâtisserie, en confiserie, en chocolaterie et pour la confection de desserts surgelés.
- Le xylitol est un polyol extrait de l'écorce du bouleau. Il est considéré depuis des années comme un excellent substitut du sucre de table dans les pays

scandinaves. Il a presque le même pouvoir sucrant que le saccharose, tout en apportant aux aliments une note rafraîchissante.

- Le sorbitol ou glucitol est un polyol naturel, extrait des graines de sorbier ou des pruneaux. Avec un faible pouvoir sucrant, il est surtout utilisé comme excipient (substance neutre qui permet de donner certaines caractéristiques à un produit, comme un goût, une consistance…) pour ses propriétés humectantes, stabilisantes et séquestrantes.
- L'hydrolysat d'amidon hydrogéné a un pouvoir sucrant similaire à celui du saccharose, un apport calorique identique, mais n'induit pas la formation de caries dentaires.
- Certaines protéines naturelles sont utilisées comme édulcorants, par exemple les protéines suivantes : la brazzéine extraite d'un fruit d'Afrique de l'Ouest, la curculine extraite d'une plante de Malaisie, la mabinline extraite d'une graine de plante du Yunnan, en Chine, la miraculine extraite du fruit d'un arbuste d'Afrique de l'Ouest, la monelline, également découverte dans un fruit africain, et la pentadine que l'on trouve dans un arbuste grim-

pant des forêts tropicales africaine. Les pouvoirs sucrants de ces protéines varient de 100 à 2 000. Preuve que le goût sucré ne rime pas forcément avec sucre ou glucide !

- Les thaumatines, une famille de protéines sucrantes isolées du fruit du Katemfe, un arbre originaire de la forêt tropicale africaine. Les thaumatines sont utilisées dans le monde entier comme édulcorant, exhausteur de goût et/ou agent masquant d'amertume.
- Le tagatose est un monosaccharide, présent naturellement dans le lait. Il constitue un apport calorique moindre par rapport aux autres sucres simples, pour un pouvoir sucrant proche du sucre de table. De plus, il s'agit d'un sucre prébiotique, c'est-à-dire qu'il favorise le développement du microbiote (ensemble des micro-organismes qui vivent de manière commensale dans l'organisme et contribuent à son bon fonctionnement).
- Le tréhalose est un disaccharide formé de deux unités de glucose. Son pouvoir sucrant est réduit de moitié par rapport au sucre de table et il se retrouve à l'état naturel dans les champignons, dans

certaines plantes et dans les fluides corporels de vers ou d'insectes. Le tréhalose utilisé comme additif alimentaire est aujourd'hui synthétique.

- L'isomaltulose est un disaccharide naturellement présent dans le miel et la canne à sucre, mais il est aussi produit à l'échelle industrielle à partir du saccharose.
- L'érythritol ou zérose est un polyol naturellement présent dans les lichens, les algues, les fruits, les aliments fermentés et la sauce de soja.
- La saccharine est l'un des premiers édulcorants de synthèse. Dotée d'un fort pouvoir sucrant mais aussi d'un arrière-goût métallique désagréable, elle ne peut être utilisée qu'à faible concentration ou doit être associée à d'autres édulcorants.
- L'aspartame, sans doute le plus connu des édulcorants artificiels, n'a rien de glucidique, puisqu'il est formé de l'assemblage de deux acides aminés. Malgré plusieurs études, sa dangerosité pour la santé n'a pas vraiment été établie et il n'est formellement contre-indiqué que chez les personnes atteintes de phénylcétonurie, une maladie génétique rare.

- L’acésulfame K a une structure proche de la saccharine et sucre environ 200 fois plus que le sucre de table.
- Le sucralose est un édulcorant artificiel intense, préparé chimiquement à partir du saccharose. Il est souvent utilisé dans les produits alimentaires cuits ou de longue durée de conservation, en raison de sa grande stabilité.
- Le cyclamate est un édulcorant artificiel, le moins sucrant de tous les édulcorants synthétiques.
- La néohespéridine dihydrochalcone est un édulcorant artificiel intense dont le pouvoir sucrant peut atteindre jusqu'à 1 800 fois celui du saccharose. Cet édulcorant est autorisé en Europe comme additif alimentaire mais pas aux États-Unis.
- Les extraits de stévia, une plante d’origine latine, renferment des glycosides de stéviol et en particulier une substance hautement sucrante, le rébaudioside A.

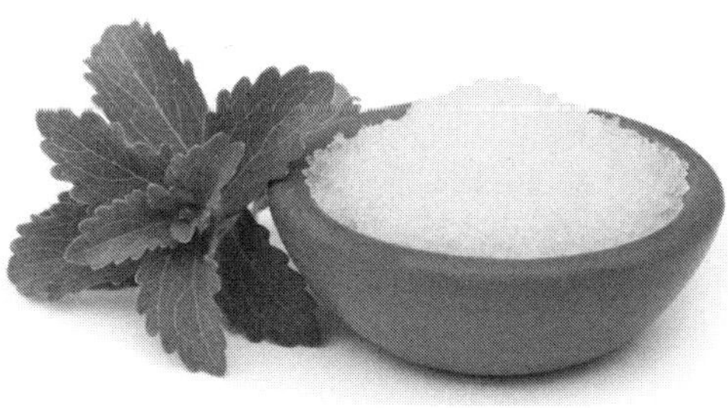

Les édulcorants, naturels ou de synthèse, répondent à plusieurs problématiques actuelles. Ils permettent de conférer aux aliments un goût sucré, plaisant en bouche, en apportant peu ou pas de calories sans élever trop fortement la glycémie du consommateur et sans provoquer de caries dentaires. Des ingrédients qui sucrent sans les effets nocifs du sucre, ce serait sans doute l'idéal. Mais nous verrons plus loin qu'ils ne sont pas tout roses non plus. De nombreux doutes planent sur les éventuels effets néfastes de certains édulcorants ou sur leur utilisation sur le long terme, avec de potentielles conséquences délétères sur la santé. Ajoutons à cela le fait qu'ils entretiennent l'habitude du goût sucré chez les consommateurs et cultivent donc notre attrait pour les aliments les plus sucrés.

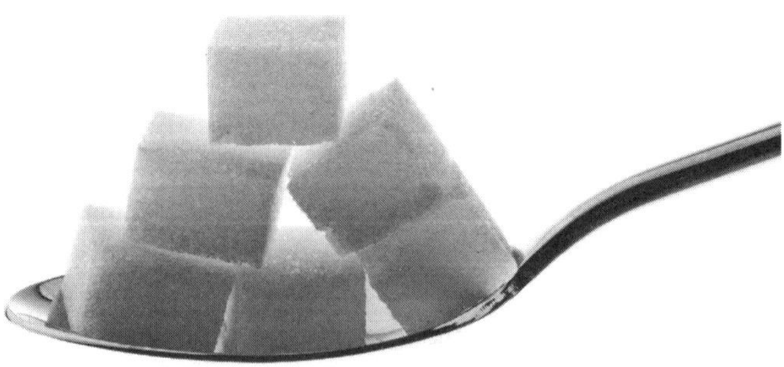

Si aujourd'hui industriels comme particuliers cherchent à profiter du goût sucré sans remords, c'est surtout parce que le sucre concentre les regards réprobateurs. Selon de nombreux spécialistes, le sucre serait associé à de nombreux et multiples effets nocifs sur la santé humaine.

> *De nombreux doutes planent sur d'éventuels effets néfastes de certains édulcorants ou sur leur utilisation sur le long terme, avec potentiellement des effets délétères sur la santé.*

L'EXCÈS DE SUCRE, NUISIBLE POUR LA SANTÉ

Le message est clair : le sucre est régulièrement ciblé comme l'aliment à bannir, responsable de nombreuses maladies, du diabète sucré au surpoids et à l'obésité, en passant par les maladies cardiovasculaires, les cancers et les maladies neurodégénératives. Le sucre désigne ici les sucres simples, naturels ou modifiés, consommés sous toutes les formes. Qu'en est-il vraiment de l'effet du sucre sur notre santé ? Passons en revue les liens entre le sucre et les différentes pathologies qu'on y associe.

LE SUCRE CONTRE-INDIQUÉ DANS LES DIABÈTES SUCRÉS ?

Implicitement, le mot « sucre » rime pour de nombreuses personnes avec le diabète sucré. Et pourtant, si le sucre est au cœur des mécanismes de cette maladie, il n'en est pas la cause principale, contrairement aux idées reçues.

Les diabètes sucrés regroupent plusieurs pathologies associées à un taux anormalement élevé de glucose dans le sang ou hyperglycémie. Cette hyperglycémie est détectable à travers plusieurs symptômes, en particulier de la fatigue, des sensations de faim et de soif intenses et difficilement compensables et une émission d'urines en quantités importantes. Dans les diabètes sucrés, les urines peuvent avoir un goût sucré, ce qui les différencie des diabètes insipides, dont les urines sont très diluées et n'ont aucun goût. Cette différence permettait autrefois aux médecins de distinguer ces deux grandes familles de diabètes.

Actuellement, on distingue trois principaux types de diabètes sucrés.

Le diabète de type 1

Anciennement appelé le diabète insulinodépendant, il touche généralement des enfants, des adolescents ou des adultes jeunes. Cette maladie chronique résulte d'un déficit partiel ou total en insuline, la principale hormone hypoglycémiante (c'est-à-dire capable de réduire le taux sanguin de glucose) de l'organisme. Les causes du diabète de type 1 sont encore mal comprises, même si une origine génétique est démontrée dans certains cas. Il peut être également dû à une origine auto-immune (destruction par des anticorps des cellules du pancréas sécrétant naturellement l'insuline). Sans une sécrétion normale d'insuline, la glycémie ne peut être régulée normalement et les épisodes d'hyperglycémie se multiplient. Le seul traitement médicamenteux disponible à ce jour consiste à suppléer la carence en insuline, en l'administrant quotidiennement par des injections ou grâce à une pompe à insuline. Un traitement curatif existe également et consiste en une greffe de pancréas, réservée pour l'instant à un nombre limité de patients, compte tenu du manque chronique de greffons disponibles.

Le diabète de type 2

Anciennement appelé le diabète non insulinodépendant, il s'agit du diabète sucré le plus fréquent, affectant en France plusieurs millions de personnes. Cette maladie touche de plus en plus de personnes dans l'ensemble des pays industrialisés, au point que des spécialistes parlent de véritable épidémie de diabète de type 2. Il se développe le plus souvent dans la seconde partie de la vie, même si de nos jours de plus en plus de cas sont diagnostiqués chez les enfants et les adolescents. Les causes du diabète de type 2 sont multiples, associant généralement une prédisposition génétique avec des facteurs liés au mode de vie (sédentarité, alimentation déséquilibrée). Le diabète de type 2 est une maladie chronique qui évolue insidieusement en plusieurs stades, du prédiabète jusqu'à un diabète insulino-dépendant. Le mécanisme pathologique principal est la résistance à l'insuline (ou insulinorésistance), c'est-à-dire que les tissus périphériques, censés répondre à l'action de l'insuline pour réduire le taux de glucose dans le sang, ne répondent plus suffisamment voire cessent de répondre totalement à l'hormone hypoglycémiante. S'ensuivent des épisodes répétés d'hyperglycémie. Le traitement du diabète de type 2 repose sur le respect d'un régime alimentaire spécifique, sur la pratique d'une activité physique régulière et adaptée et, si besoin, sur un traitement médical. Celui-ci peut comprendre des médicaments hypoglycémiants ou des injections d'insuline dans les stades les plus évolués de la maladie.

Le diabète gestationnel

Il s'agit du seul diabète sucré transitoire et non chronique. En effet, il apparaît au cours de la grossesse, généralement pendant le second trimestre, et disparaît quelques jours ou quelques semaines après l'accouchement. Depuis quelques années, le diabète gestationnel touche de plus en plus de femmes enceintes, actuellement près de 10 % des grossesses. Il résulte d'une prédisposition des femmes enceintes (plusieurs facteurs de risque ont été identifiés), associée à une insulinorésistance caractéristique de la grossesse (la grossesse perturbe la régulation physiologique du glucose et induit une forme de résistance à l'insuline). Le diabète gestationnel est associé à des risques potentiellement graves pour la mère et pour l'enfant, à court terme (complications de la grossesse ou de l'accouchement), mais aussi à long terme (risque majoré de développer un diabète sucré chronique). Son traitement repose sur le respect d'un régime alimentaire adapté, la pratique d'une activité physique régulière et, si besoin, l'injection quotidienne d'insuline.

Diabètes, sucres et graisses

Les diabètes sucrés sont d'une manière générale diagnostiqués lorsque la glycémie présente des valeurs anormales ou suspectes à deux reprises : à jeun et en postprandial (c'est-à-dire 2 heures après l'un des principaux repas). À jeun, la glycémie est considérée comme suspecte entre 1,05 et 1,26 g/l de sang et anormale au-delà de 1,26 g/l ; en postprandial, elle est considérée comme suspecte entre 1,4 et 2 g/l et anormale au-delà de 2 g/l.

Puisque le dosage de la glycémie est le critère incontournable du diagnostic du diabète sucré, nombreuses sont les personnes qui pensent que le diabète sucré résulte d'une consommation exagérée de sucre. Or cette idée reçue est en partie erronée. Les diabètes sucrés ne sont pas directement engendrés par des apports trop importants en sucres simples, mais ils se caractérisent par une hyperglycémie, c'est-à-dire une quantité trop importante de glucose (un sucre simple) dans le sang. Ce glucose ne vient pas nécessairement des sucres ingérés par l'alimentation. La source principale de glucose pour l'organisme est en fait les graisses et en particulier les acides gras, que l'organisme peut rapidement convertir en glucose. C'est pour cette raison que le diabète de type 2 est encore parfois appelé le diabète gras, car il survient souvent chez des personnes dont le régime alimentaire est riche en graisses. Néanmoins, des apports alimentaires trop riches en sucres sollicitent fortement la sécrétion d'insuline, ce qui peut provoquer à terme une résistance à l'insuline, caractéristique du diabète de type 2.

« La source principale de glucose pour l'organisme est en fait les graisses. »

La cause des diabètes sucrés n'est donc pas systématiquement une consommation anormale de sucres. En revanche, une fois que la maladie diabétique s'est développée, il est capital pour le patient de limiter ses apports quotidiens en sucres simples.

Autrefois, les patients diabétiques devaient totalement supprimer les apports en sucres, alors qu'aujourd'hui ils sont tolérés en respectant une certaine modération. Quelle que soit l'origine du diabète sucré, l'organisme ne parvient pas seul à réguler le taux sanguin de glucose. Si le patient ingère des quantités importantes de sucres simples, il tend à aggraver les hyperglycémies et donc à augmenter les risques de complications du diabète.

> *Une fois que la maladie diabétique s'est développée, il est capital pour le patient de limiter ses apports quotidiens en sucres simples.*

Les complications des diabètes

Les diabètes sucrés, et en particulier les diabètes de type 1 et de type 2, entraînent à moyen et long terme de graves complications, toutes liées à l'effet de l'hyperglycémie sur différents tissus ou organes de l'organisme. Les deux principales victimes de l'hyperglycémie chronique sont les vaisseaux sanguins et les nerfs. Les lésions provoquées sont responsables de la majorité des complications chroniques du diabète sucré.

- Les complications cardiovasculaires : le diabète sucré mal équilibré entraîne une altération des artères, induisant une augmentation du risque d'accidents cardiovasculaires, au premier rang desquels l'accident vasculaire cérébral (AVC), dont le risque est augmenté de 60 % chez les personnes diabétiques, et l'infarctus du myocarde. Les maladies coronaires (coronaropathies) sont également plus fréquentes chez les sujets diabétiques.
- Les complications neurologiques : la principale complication neurologique du diabète est la neuropathie diabétique, liée à l'atteinte des nerfs généralement au niveau des pieds. Cette complication est à l'origine de 20 000 hospitalisations par an chez les personnes diabétiques et de plus de 7 000 amputations du pied chaque année.
- Les complications oculaires : la rétinopathie diabétique, mais aussi d'autres complications ocu-

laires (comme le glaucome, la cataracte, etc.) guettent le patient diabétique. En France, la rétinopathie diabétique constitue la première cause de cécité chez l'adulte et touche près de la moitié des patients diabétiques de type 2.

- Les complications rénales : la néphropathie diabétique est la complication rénale majeure du diabète sucré et correspond à la première cause de mise en dialyse chez les adultes en France.
- Les complications infectieuses : la présence en quantité trop importante de glucose dans les liquides internes de l'organisme peut faciliter la croissance des bactéries pathogènes et ainsi augmenter le risque de certaines infections, en particulier les infections urinaires ou les infections cutanéomuqueuses.
- Les complications bucco-dentaires : le diabète sucré mal équilibré augmente le risque de caries ou de maladie parodontale, affectant plus ou moins gravement la santé buccodentaire.

Pour résumer, la consommation de sucres simples n'induit pas automatiquement le diabète sucré, mais elle doit être scrupuleusement contrôlée chez le patient déjà diagnostiqué diabétique. Pour autant, les hyperglycémies, même en dehors d'un contexte de diabète, sont nocives pour l'organisme. Lorsqu'une personne consomme, ponctuellement ou régulièrement, trop de sucres simples ou trop de graisses, elle s'expose à des hyperglycémies isolées, différentes de celles observées dans le diabète sucré, mais tout aussi néfastes pour la santé. Le risque est maximal pour ceux qui consomment à la fois trop de sucres et trop de graisses. Avec ou sans diabète sucré, les excès de sucres simples apparaissent délétères pour la santé, surtout s'ils sont combinés avec des excès de graisses !

> *Le risque est maximal pour ceux qui consomment à la fois trop de sucres et trop de graisses.*

LE SUCRE À L'ORIGINE DU SURPOIDS ET DE L'OBÉSITÉ ?

On dit souvent que le sucre fait grossir. Cette simple phrase est largement à l'origine d'un nombre considérable de régimes hypocaloriques, sans sucres, etc. Mais le sucre est-il vraiment le coupable idéal pour expliquer l'essor dramatique et inquiétant du surpoids et de l'obésité dans les pays industrialisés ?

Les sucres simples, comme l'ensemble des glucides, représentent en effet pour l'organisme une source d'énergie. L'énergie est quantifiée par un nombre de calories. L'organisme a nécessairement besoin d'énergie pour fonctionner correctement et chaque type de nutriments apporte des quantités variables d'énergie :

- les glucides : 1 gramme de glucides fournit à l'organisme 4 calories ;

- les lipides : 1 gramme de lipides fournit à l'organisme 9 calories ;
- les protides : 1 gramme de protides fournit à l'organisme 4 calories.

Il apparaît donc que les glucides apportent autant d'énergie que les protéines. La source la plus importante d'énergie ne provient donc pas – contrairement à ce que beaucoup pensent – des sucres simples ou complexes, mais des graisses.

Pour autant, si les glucides représentent une source d'énergie moindre que les lipides, leur nature apparaît capitale dans le potentiel lien entre les glucides et la surcharge pondérale. En effet, tous les glucides ne sont pas assimilés de la même manière par l'organisme. Les sucres complexes sont assimilés lentement et fournissent progressivement de l'énergie à l'organisme. Ils constituent le carburant du corps entre deux repas, raison pour laquelle on les appelle encore souvent les sucres lents. En revanche, les sucres simples passent presque directement dans la circulation sanguine. Si l'organisme n'en a pas un besoin immédiat, il va les stocker pour plus tard, et ce stockage se fait, non pas sous forme de glucides, mais sous forme de graisses. Les sucres simples en excès finissent donc dans les tissus graisseux, justement plus abondants chez les personnes en surpoids ou obèses.

> *La nature des glucides apparaît capitale dans le potentiel lien entre les glucides et la surcharge pondérale.*

Cette assimilation des sucres simples explique que les autorités de santé publique, à commencer par l'Organisation mondiale de la santé (OMS), recommandent de réduire les apports quotidiens en sucres simples, et ce tout au long de l'existence, de l'enfance à la fin de la vie. Actuellement, une forte proportion des enfants et des adultes dans les pays industrialisés ont des apports excessifs en sucres simples plusieurs jours par semaine, voire tous les jours. Et ces excès contribuent largement au développement du surpoids et de l'obésité.

L'OMS recommande à l'ensemble de la population, pas seulement aux personnes en surpoids, de réduire ses apports en sucres simples ou libres (une catégorie qui regroupe les sucres ajoutés aux aliments et les sucres naturellement présents dans les jus de fruits ou le miel). Ils ne doivent pas représenter plus de 10 % de l'apport énergétique total, l'idéal étant de rester en-dessous des 5 % de l'apport énergétique total, chez les enfants comme chez les adultes.

« L'OMS recommande à l'ensemble de la population, pas seulement aux personnes en surpoids, de réduire ses apports en sucres simples ou libres. »

L'une des principales sources de sucres simples libres visée par l'OMS n'est pas le sucre de table, que chacun identifie clairement au moment où il l'ajoute à une préparation ou à un aliment, mais les sucres simples libres présents dans les boissons sucrées.

De récentes données[1] ont permis de clairement relier la consommation de boissons sucrées avec le surpoids et l'obésité chez l'enfant. Ces boissons présentent une faible valeur nutritionnelle et ne provoquent pas la même sensation de satiété qu'un aliment solide. Elles renferment différents types de sucres simples et libres, qui parviennent directement dans la circulation sanguine et favorisent le surpoids et l'obésité. Le surpoids et l'obésité engendrés chez l'enfant par la consommation de boissons sucrées sont associés à des risques graves pour sa santé future et celle de l'adulte qu'il deviendra. Ces enfants ont en effet un risque majoré de :

- diabète de type 2 ;
- hypertension artérielle ;
- asthme et autres problèmes respiratoires ;
- troubles du sommeil ;
- maladies hépatiques ;
- troubles psychologiques.

De même, la surcharge pondérale au cours de l'enfance

1. M. Luger *et al.*, *Sugar-Sweetened Beverages and Weight Gain in Children and Adult: A Systematic Review from 2013 to 2015 and a Comparison with Previous Studies*, Obesity Facts, 2017.

augmente le risque d'obésité à l'âge adulte, de maladies cardiovasculaires et métaboliques, de décès prématurés et d'incapacités multiples. Notre consommation quotidienne de sucre, ici de sucres simples quelle que soit leur nature et leur origine, est étroitement associée au risque de présenter un surpoids ou une obésité, une surcharge pondérale directement reliée à plusieurs graves problèmes de santé et nuisant à notre espérance de vie. Mais attention, limiter le sucre pour se prémunir du surpoids ne veut pas dire éradiquer tous les glucides ! Or de nombreux régimes hypocaloriques tendent à réduire la part de tous les glucides de l'alimentation, faisant une croix sur certains macronutriments essentiels pour l'organisme.

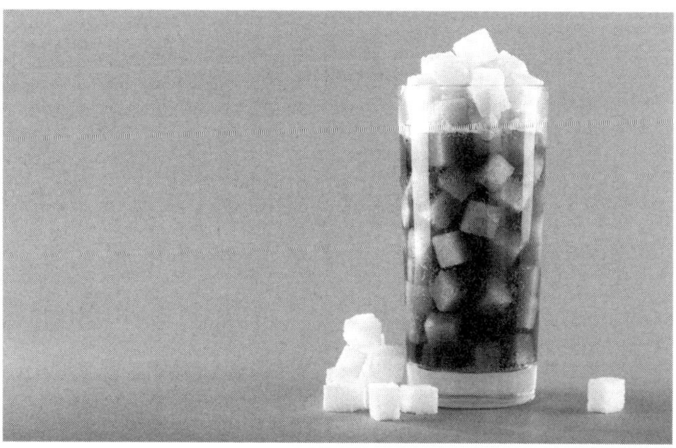

LES SUCRES LIBRES AUGMENTENT À PLUS D'UN TITRE LE RISQUE CARDIOVASCULAIRE

Les sucres simples, consommés en trop grandes quantités, participent au surpoids et à l'obésité, deux facteurs de risque cardiovasculaire. De plus, l'excès de sucre augmente la glycémie et déséquilibre les diabètes sucrés, autre facteur de risque cardiovasculaire. Mais le sucre n'est-il associé au risque cardiovasculaire qu'au travers de son effet sur le poids corporel ou sur le métabolisme du glucose ? La réponse est : pas nécessairement.

Le risque cardiovasculaire correspond à la probabilité pour un individu de développer au cours de sa vie une maladie ou un accident cardiovasculaire lié à l'obstruction des artères. À ce jour, les spécialistes ont pu identifier plusieurs facteurs de risque cardiovasculaire. Certains ne peuvent pas être modifiés, car ils sont inhérents à un individu. C'est le cas notamment de l'âge, du sexe ou des antécédents familiaux de problèmes cardiovasculaires. En revanche, plusieurs facteurs de risque sont modifiables et il est possible d'agir pour les minimiser :

- le diabète sucré ;
- le surpoids et l'obésité ;
- le tabagisme ;
- la microalbuminurie (l'existence de petites quantités d'albumine – la principale protéine du sang – dans les urines) ;
- l'hypertension artérielle ;
- les troubles lipidiques comme l'excès de triglycérides ou encore les troubles du cholestérol ; ces derniers peuvent être marqués par un excès de LDL-cholestérol (Low Density Lipoprotein-cholestérol, le « mauvais cholestérol ») ou une insuffisance de HDL-cholestérol (High Density Lipoprotein-cholestérol, le « bon cholestérol ») ;
- la sédentarité ou l'insuffisance d'activité physique ;
- le stress.

Plusieurs de ces facteurs de risque cardiovasculaire peuvent être plus ou moins étroitement reliés à notre consommation de sucres simples ou complexes. Comme nous l'avons vu précédemment, le diabète sucré n'est pas le résultat d'une consommation excessive de sucre, mais une consommation excessive de sucre participe au développement de l'ensemble de ses complications chroniques.

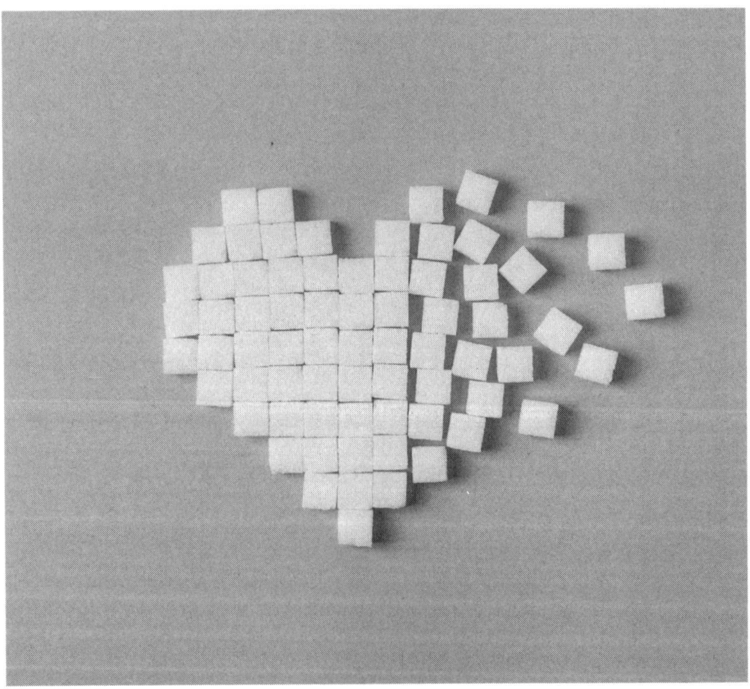

> *Plusieurs de ces facteurs de risque cardiovasculaire peuvent être plus ou moins étroitement reliés à notre consommation de sucres simples ou complexes.*

Le sucre en excès est l'une des principales causes du surpoids et de l'obésité, comme nous l'avons vu plus haut. La consommation de sucres peut également être incriminée dans le développement d'une maladie chronique très fréquente dans les pays industrialisés : l'hypertension artérielle. Des chercheurs ont même montré que les sucres libres, présents dans les aliments transformés, seraient davantage responsables de l'hypertension artérielle que le sel, coupable souvent désigné d'office pour expliquer cette pathologie[2]. La pression artérielle serait ainsi

2. J. J. DiNicolantonio, S. C. Lucan, « The Wrong White Crystals: Not Salt But Sugar as Aetiological in Hypertension and Cardiometabolic Disease », *Open Heart*, 10/12/2014.

directement augmentée en cas de consommation abusive de sucres. Quant aux troubles lipidiques, ils seraient directement reliés à la consommation de sucres ajoutés. Les excès de sucres ajoutés ont été associés à une augmentation des taux sanguins de triglycérides et de LDL-cholestérol (que l'on appelle aussi le « mauvais cholestérol ») et avec une baisse du HDL-cholestérol, plus connu sous l'appellation de « bon cholestérol ». L'organisme transforme le sucre en excès en graisses qu'il stocke pour constituer des réserves énergétiques. Si les triglycérides stockés peuvent être utilisés lors d'un effort physique, le mauvais cholestérol a tendance à se déposer sur les parois des vaisseaux sanguins, et à contribuer au développement des maladies cardiovasculaires au travers du phénomène d'athérosclérose.

> *La pression artérielle serait ainsi directement augmentée en cas de consommation abusive de sucres.*

Par ailleurs, la sédentarité n'est pas toujours isolée et s'associe volontiers à une alimentation déséquilibrée, riche en sucres. Et le stress n'est pas totalement indépendant du sucre, puisque des études récentes[3] ont suggéré que le stress pouvait induire des envies de sucre. Plus une personne est stressée, plus elle a tendance à adopter une alimentation sucrée.

Ainsi, les sucres simples, plus particulièrement les sucres libres et ajoutés, agissent négativement sur le risque cardiovasculaire, à plusieurs niveaux, en favorisant directement ou indirectement plusieurs facteurs de risque cardiovasculaire. L'excès de sucre augmente le risque cardiovasculaire, que l'individu soit ou non en surpoids, obèse ou encore diabétique.

« *Plus une personne est stressée, plus elle a tendance à adopter une alimentation sucrée.* »

3. « Des neurones qui répondent au stress par l'envie de sucre », *Sciences et Avenir, 23/01/2018.*

Notons ici que tous les sucres ne sont pas incriminés dans l'augmentation du risque cardiovasculaire : seuls les sucres simples le sont et pas n'importe lesquels, les sucres simples libres, c'est-à-dire ceux qui sont ajoutés aux aliments ou libérés par la transformation de ces mêmes aliments. Prendre soin de son cœur et de ses vaisseaux sanguins implique de réduire ses apports en sucres simples libres, et non pas en glucides de manière générale.

LE SUCRE, UN CARBURANT POUR LES CELLULES CANCÉREUSES ?

En France en 2018, 382 000 nouveaux cas de cancer et 157 400 décès par cancer ont été recensés. Les chercheurs tentent depuis des années de mieux comprendre l'origine des cancers, et notamment l'influence de facteurs environnementaux. Dans ce contexte, les études scientifiques se multiplient pour déterminer de manière plus précise l'influence de l'alimentation sur le risque de cancer. Plusieurs de ces études ont mis en évidence un lien entre une alimentation riche en sucres simples et le risque de cancers et de métastases[4, 5]. Toutefois, la plupart de ces études ont été menées chez l'animal et non chez l'être humain. L'association du sucre au grossissement de tumeurs s'est vérifiée principalement pour deux sucres simples :

- le saccharose, le sucre de table ;
- le fructose, sucre naturel des fruits, mais surtout très présent sous forme libre ou ajoutée dans les boissons sucrées.

Les études ont notamment porté sur le risque de cancer du sein et le développement de métastases pulmonaires. Pour expliquer le lien observé entre le sucre et le risque de cancer, les chercheurs avancent l'hypothèse que le sucre contribue à la

---

4. Y. Jian *et al.*, « Dietary Sugar Induces Tumorigenesis in Mammary Gland Partially Through 12 Lipoxygenase Pathway », *Cancer Research*, 08/2015.
5. « Le sucre impliqué dans le développement de nos cellules cancéreuses ? », *Le Quotidien du patient*, 24/05/2019.

constitution d'un état inflammatoire chronique, particulièrement propice au développement des cellules tumorales et donc à la croissance des tumeurs.

Selon certains spécialistes, le sucre pourrait être considéré comme un véritable carburant pour les cellules cancéreuses[6]. Des travaux[7] ont permis de découvrir que le gène codant pour l'une des enzymes de régulation du taux de glucose sanguin est également impliqué dans les processus de développement tumoral. Or ce gène mute très fréquemment chez l'être humain, il est ainsi retrouvé muté dans pratiquement 80 % des cancers, en particulier dans les cancers du sein, du cerveau ou de la vessie.

Schématiquement, lorsque ce gène est muté, d'importants apports en glucides simples provoquent des pics d'insuline, qui favorisent la croissance des cellules tumorales et donc le processus de cancérisation.

---

6. « Comment le sucre nourrit les cellules cancéreuses », *La Nutrition*, 09/04/2019.
7. J. Razungles, V. Cavaillès, S. Jalaguier et C. Teyssier, « L'effet Warburg : De la théorie du cancer aux applications thérapeutiques en cancérologie », *Médecine/sciences*, volume 29, n° 11, 20/11/2013, pages 1026-1033.

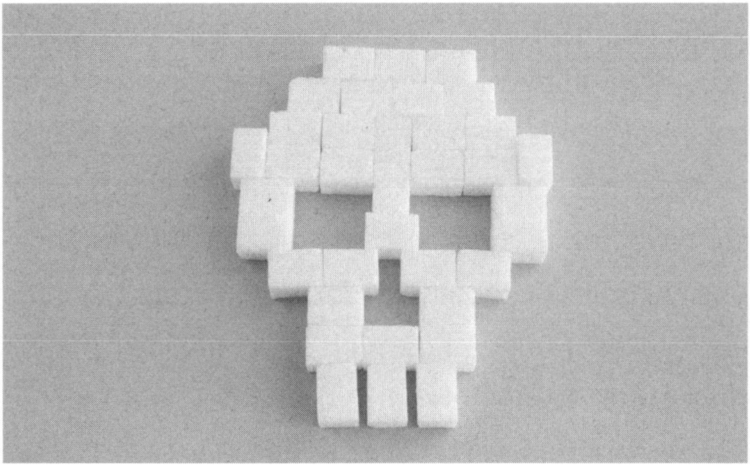

À l’opposé, l’arrêt des apports en sucres simples – et pas de tous les glucides – activerait dans l’organisme des voies de signalisation induisant la mort cellulaire des cellules cancéreuses, par la formation de radicaux libres dans ces cellules. De tels résultats sont à l’origine des arguments avancés par ceux qui prônent un arrêt total du sucre pour préserver sa santé et notamment se prémunir du risque cancéreux. Mais le problème semble plus complexe. En effet, la majorité des effets observés l’ont été chez des modèles animaux (essentiellement des rongeurs) déjà atteints de cancer. Il est donc difficile en première approche de transposer directement les résultats obtenus à des êtres humains non malades.

À ce jour, aucun lien formel n'a été démontré entre la consommation de sucre et le développement d'un cancer. De plus, à nouveau, les sucres ciblés par les études sont les sucres simples libres ajoutés aux aliments, et non les sucres naturellement contenus dans les aliments, encore moins les glucides complexes. Pour ces derniers, certains comme les fibres, ont même démontré un effet positif face au cancer, notamment celui du colon[8].

Par ailleurs, lorsque l'arrêt du sucre est suggéré aux personnes déjà diagnostiquées d'un cancer, il convient de prendre garde au risque important de dénutrition auquel ces patients sont exposés. Le cancer en lui-même, mais aussi les traitements anticancéreux, tendent à réduire l'appétit et le poids corporel, voire à provoquer des nausées et des vomissements parfois graves. Il est essentiel pour ces patients de continuer à s'alimenter et les professionnels de santé sont unanimes sur le fait qu'ils peuvent manger de tout, du moment qu'ils continuent à manger. La dénutrition et ses conséquences sont

---

8. M. Song, K. Wu, J. A. Meyerhardt, *et al.*, « Fiber Intake and Survival After Colorectal Cancer Diagnosis », *Jama Oncology*, 02/11/2017.

considérées aujourd'hui comme nettement plus délétères pour leur santé que la consommation de sucres, même de sucres simples. Évidemment, il est conseillé que leur alimentation ne se borne pas à des confiseries. Plus largement pour la population générale, les recommandations de l'OMS de réduire la consommation de sucres libres à moins de 10 %, idéalement de 5 % des apports énergétiques totaux, tiennent également compte d'un effet préventif sur le risque de cancer. L'arrêt total du sucre n'est donc pas préconisé par les autorités de santé, seulement une modération pour continuer à se faire plaisir sans risques pour la santé.

> *L'arrêt total du sucre n'est donc pas préconisé par les autorités de santé, seulement une modération pour continuer à se faire plaisir sans risques pour la santé.*

LES BACTÉRIES SONT ELLES AUSSI FRIANDES DE SUCRE

Lorsqu'un individu consomme du sucre en grandes quantités, ponctuellement ou de manière régulière, il est exposé à une augmentation de son taux sanguin de glucose, une hyperglycémie ponctuelle, parfois sans rapport avec un diabète sucré.

Si les sucres simples sont en quantités importantes dans la circulation sanguine, ils se diffusent également dans l'ensemble des liquides biologiques de l'organisme. Ainsi, au-delà d'un certain seuil, le rein est incapable de réabsorber tout le glucose présent dans les urines primitives et les urines émises dans la vessie contiennent du glucose (glycosurie). De même, du glucose peut être retrouvé dans les sécrétions vaginales, la salive ou encore le liquide entourant toutes les cellules de l'organisme.

La présence de sucres dans les liquides biologiques peut favoriser le développement de différents types d'infections, en particulier :

- des infections urinaires et/ou génitales ;
- des infections buccodentaires, à commencer par les caries dentaires, un sujet que nous aborderons un peu plus loin ;
- des infections cutanéomuqueuses, touchant la peau ou les muqueuses.

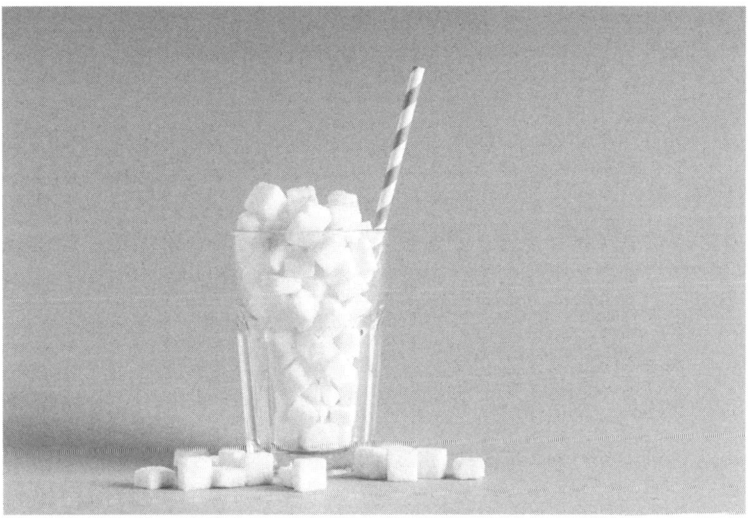

Pour se développer, les bactéries ont besoin d'énergie, comme nous, et l'une de leurs principales sources se trouve justement dans les différents sucres. La présence de sucres dans les liquides biologiques peut ainsi favoriser le développement des bactéries, et donc des éventuelles bactéries pathogènes présentes. Ces bactéries ne sont d'ailleurs pas les seules à profiter de la présence de sucres. Les champignons microscopiques en sont eux aussi très friands. Les candidoses (infections dues à des champignons microscopiques de type *Candida*), comme le muguet de la bouche – une affection fréquente chez les jeunes enfants – se développent ainsi aisément chez les sujets diabétiques, dont les taux de sucres dans l'organisme sont mal équilibrés.

Un exemple démonstratif du lien entre le sucre et l'alimentation est l'acné, dont souffrent plus de 80 % des adolescents. Si les hormones sont largement impliquées dans le développement de cette maladie cutanée, de plus en plus de recherches établissent un lien entre l'acné et l'alimentation. Ainsi, la littérature scientifique est aujourd'hui unanime à déclarer le sucre comme un ennemi de la peau. Pour preuve, les populations dans le monde qui consomment le moins de sucres simples sont justement les moins sujettes à l'acné, et inversement. En fait, le sucre agirait sur l'acné au travers des hormones. En effet, les excès de sucre stimulent la sécrétion d'insuline et d'une autre hormone, l'IGF-1 (Insulin-like growth factor-1). Cette hormone en grandes quantités agit au niveau des glandes sébacées, en provoquant une inflammation et une production excessive de sébum, responsable d'une obstruction des pores de la peau. Cette obstruction des pores de la peau est justement l'une des causes de la prolifération bactérienne décrite dans l'acné. D'un autre côté, la réduction de la part des glucides simples dans l'alimentation contribue à améliorer les symptômes de l'acné. Il faut noter que, même si le lien est moins explicite, une consommation importante de lait et de produits laitiers, riches en lactose, pourrait également favoriser l'acné. Sucre et santé de la peau ne font donc pas bon ménage.

> *Sucre et santé de la peau ne font pas bon ménage.*

Le développement des infections en cas d'excès sucrés ne se limite pas seulement à la présence de sucres dans les liquides biologiques. D'une manière plus générale, le sucre pourrait profondément altérer la composition de notre microbiote. Le microbiote correspond à l'ensemble des micro-organismes (majoritairement des bactéries), qui vivent au sein de notre organisme et contribuent à son bon fonctionnement. Le microbiote le plus connu et le plus étudié est le microbiote intestinal, anciennement appelé la flore intestinale. Mais il existe aussi un microbiote pour chaque partie du corps humain, notamment le microbiote vaginal, le microbiote pulmonaire, le microbiote cutané (flore cutanée) ou le microbiote urinaire, plus récemment découvert.

Face aux modifications de notre alimentation, le plus sensible des microbiotes est sans aucun doute le microbiote intestinal, directement impacté par ce que nous mangeons quotidiennement. De récentes études scientifiques[9] ont suggéré qu'une alimentation riche en sucres provoquerait un déséquilibre du microbiote intestinal, un phénomène que les médecins appellent la dysbiose intestinale. Les altérations du microbiote intestinal peuvent

9. J. Epaillard, « Sucre et microbiote intestinal : une catastrophe annoncée », *Le Quotidien du patient*, 30/08/2018.

être quantitatives (réduction de la quantité totale de flore intestinale) ou qualitative (modification des proportions relatives entre les différentes espèces de micro-organismes). La dysbiose intestinale peut être comparée à un écosystème dont l'équilibre aurait été profondément perturbé. Or elle peut avoir de graves conséquences sur la santé, telles que :

- des problèmes hépatiques ;
- une augmentation du poids corporel et de la masse graisseuse ;
- un état inflammatoire intestinal, propice au développement de maladies digestives aiguës (infections digestives) ou chroniques (maladies inflammatoires intestinales chroniques comme la maladie de Crohn ou la rectocolite hémorragique) ;
- une perturbation de l'axe cerveau-intestin, en particulier avec une altération conséquente de la capacité du cerveau à déterminer si l'estomac est rempli ou non ;
- un risque majoré d'infections, car le microbiote collabore étroitement avec notre système immunitaire.

L'excès de sucre dans l'alimentation peut non seulement induire des infections, mais aussi provoquer d'importants dérèglements en déséquilibrant le microbiote. Les sucres simples altèrent gravement l'équilibre de l'organisme et donc la santé.

« Les sucres simples altèrent gravement l'équilibre de l'organisme et donc la santé. »

LE SUCRE, CAPABLE DE DÉTRUIRE LE CERVEAU ?

Le sucre, sous-entendu les sucres simples et plus particulièrement les sucres simples libres, ajoutés aux aliments, apparaît décidément bien délétère pour l'organisme. Pourtant, le glucose est le principal carburant de notre cerveau. En effet, c'est le seul glucide simple capable de passer la barrière hémato-encéphalique, qui isole notre cerveau de la circulation sanguine générale. Les neurones et l'ensemble des cellules cérébrales ont besoin d'apports continus en glucose, car les réserves du cerveau n'excèdent pas dix minutes. Pour autant, les excès de sucres ne seraient pas anodins sur le fonctionnement cérébral...

> *Les excès de sucres ne seraient pas anodins sur le fonctionnement cérébral...*

Une étude américaine[10] a mis en évidence le fait que l'excès de sucre pouvait être relié à une diminution du volume cérébral. Les plus gros consommateurs de sucres auraient un cerveau plus petit et des capacités de mémorisation amoindries. La zone du

10. M. P. Pase, *et al.*, « Sugary Beverage Intake and Preclinical Alzheimer's Disease in the Community », *Alzheimer's & Dementia*, volume 13, issue 9, 09/2017, pages 955-964.

cerveau directement impliquée dans les fonctions d'apprentissage et de mémoire, l'hippocampe, serait l'une des zones les plus touchées par la diminution de volume en cas d'excès de sucres. De tels résultats viennent en écho à des données obtenues sur l'animal et mettant en évidence que la consommation excessive de sucres pourrait favoriser le développement de la maladie d'Alzheimer.

Plusieurs équipes de recherche travaillent dans le monde sur le lien possible entre l'excès de sucre et la maladie d'Alzheimer, que certains auteurs appellent même le diabète de type 3. Ce rapprochement entre la maladie d'Alzheimer et le diabète sucré opéré par certains provient à la fois du fait qu'un lien semble possible entre excès de sucre et déclin cognitif, et du fait que la maladie d'Alzheimer connaît, comme le diabète sucré, un essor sans précédent dans les pays industrialisés. La maladie d'Alzheimer est la première cause de démence dans le monde. En France, elle touche actuellement 900 000 personnes, mais les estimations projettent un nombre de cas à 2,1 millions en 2040.

Une étude a montré que la consommation de boissons sucrées est associée au vieillissement cérébral et à l'apparition de signes précoces de déclin cognitif[11]. D'autres études ont mis en évidence que la consommation d'aliments sucrés était reliée à la présence plus importante de plaques amyloïdes dans le cerveau, l'un des mécanismes pathologiques essentiels de la maladie d'Alzheimer. Une autre étude[12] a permis de relier l'hyperglycémie, associée ou non à un diabète sucré, avec un déclin cognitif supérieur sur le long terme. De plus, les sujets diabétiques ont un risque multiplié 2 à 5 fois de développer une maladie d'Alzheimer.

Comment expliquer le lien entre la maladie d'Alzheimer et les excès de sucre ? La maladie d'Alzheimer se caractérise par des troubles métaboliques et une résistance cérébrale à l'insuline. Ainsi, le glucose, arrivant en grandes quantités dans les zones cérébrales touchées par la maladie, ne parvient pas à

---

11. *Daily Consumption of Sodas, Fruit Juices and Artificially Sweetened Sodas Affects Brain*, Boston University School of Medicine, 2017.
12. F. Zheng, *et al.*, « HbA1c, Diabetes and Cognitive Decline: the English Longitudinal Study of Ageing », *Diabetologia*, volume 61, issue 4, 04/2018, pages 839-848.

être normalement métabolisé et détruit les cellules nerveuses. La réduction des sucres libres et ajoutés dans l'alimentation est capitale pour préserver le cerveau et ainsi prévenir les maladies liées au déclin cognitif, au premier rang desquelles la maladie d'Alzheimer. La diminution des apports glucidiques est également une voie intéressante pour les patients déjà concernés par la maladie, afin de ralentir l'évolution de la pathologie.

« La réduction des sucres libres et ajoutés dans l'alimentation est capitale pour préserver le cerveau et ainsi prévenir les maladies liées au déclin cognitif. »

La maladie d'Alzheimer n'est pas la seule pathologie cérébrale liée aux apports alimentaires excessifs en sucres. D'autres maladies neurodégénératives semblent affectées par la consommation de sucres, par exemple la maladie de Parkinson ou la sclérose en plaques. Dans ces maladies, un régime alimentaire sain et équilibré, pauvre en sucres simples et libres, est recommandé à l'ensemble des patients. Certains spécialistes préconisent même le recours à un régime cétogène, riche en lipides et pauvre en glucides, pour réduire les symptômes de ces maladies. Pour autant aucun lien formel n'a été mis en évidence entre la consommation de sucres et le développement ou l'évolution de ces pathologies. Autre indication du régime cétogène : les épilepsies. Des études scientifiques ont mis en évidence que le suivi d'un tel régime pouvait réduire la fréquence des crises d'épilepsies chez les patients répondant peu ou mal aux traitements médicamenteux[13]. À nouveau, la réduction des sucres alimentaires semble bénéfique, sans que les mécanismes sous-jacents n'aient été clairement explicités.

Le glucose est le seul sucre à passer au niveau du cerveau. S'il est essentiel au fonctionnement des cellules cérébrales, son excès peut profondément

13. B. Dalle, « Régime cétogène : Pour soigner l'épilepsie autrement », *Handirect*, 15/12/2017.

altérer les neurones et le fonctionnement du cerveau. À nouveau, tout est question de choix des sucres et de modération !

LE SUCRE, UN DÉSASTRE POUR LE FOIE ?

Le glucose est pratiquement le seul sucre simple directement assimilable par l'organisme. Les autres sucres simples (ingérés tels quels ou issus de la dégradation des glucides complexes lors de la digestion) doivent passer par le foie pour être métabolisés (transformés), avant d'être assimilés par l'organisme. L'excès de sucres dans l'alimentation, et en particulier de sucres autres que le glucose, peut-il impacter le fonctionnement du foie ?

Pendant longtemps, la croyance populaire considérait que l'alcool était le seul ennemi du foie. Mais il apparaît désormais que d'autres substances peuvent nuire à sa santé, et notamment le sucre en excès.

De récents travaux de recherche[14] ont montré que les sucres libres, consommés en grandes quantités, et plus particulièrement le fructose (le sucre naturel des fruits, mais aussi un sucre largement ajouté dans les aliments transformés), pouvaient provoquer de graves dommages sur le foie.

L'essor récent de certaines maladies hépatiques, comme les stéatoses non alcooliques (maladies caractérisées par un foie gras et non liées à la consommation d'alcool), pourrait en partie être expliqué par une alimentation souvent trop riche en sucres. Or ces stéatoses peuvent avec les années évoluer vers une cirrhose hépatique, puis vers un cancer du foie. Elles suivent ainsi la même évolution que les maladies hépatiques liées à l'alcool. Une étude a mis en évidence le fait que les consommateurs réguliers de boissons sucrées auraient un risque plus que doublé de développer une stéatose non alcoolique[15].

---

14. J. J. DiNicolantonio, A. M. Subramonian, J. H. O'Keefe, « Added fructose as a principal driver of non-alcoholic fatty liver disease: a public health crisis », *Open Heart*, 30/11/2017.
15. J. Ma, C. S. Fox, *et al.*, « Sugar-Sweetened Beverage, Diet Soda, and Fatty Liver Disease in the Framingham Heart Study Cohorts », *Journal of Hepatology*, volume 63, n° 2, 08/2015, pages 462-469.

Le fructose constituerait un grand danger pour le foie. Naturellement présent dans les fruits, il se retrouve sous forme libre dans toutes les boissons sucrées, des sodas aux jus de fruits frais, et dans une large gamme d'aliments transformés. Aux États-Unis, il est très utilisé par l'industrie agroalimentaire, sous forme de sirop de maïs.

Le danger des sucres libres pour le foie est d'autant plus grand que les maladies hépatiques se développent généralement de manière sournoise pendant de longues années avant de se déclarer. Toujours aux États-Unis, des patients consommateurs de plusieurs sodas par jour, se retrouvent inscrits sur des listes d'attente de greffe hépatique. Et ce danger ne guette pas uniquement les Américains, les Européens sont également exposés lorsqu'ils boivent des boissons sucrées. Les sucres simples libres, au premier rang desquels le fructose, représenteraient un danger aussi important pour le foie que l'alcool. De quoi jeter un regard inquiet sur les boissons sucrées, que certaines personnes consomment dès le plus jeune âge et en grande quantité.

> *Le danger des sucres libres pour le foie est d'autant plus grand que les maladies hépatiques se développent généralement de manière sournoise pendant de longues années avant de se déclarer.*

LE SUCRE, UN PERTURBATEUR ENDOCRINIEN ?

Les perturbateurs endocriniens suscitent l'inquiétude au sein de la population pour leurs effets délétères sur la santé. Ils font régulièrement parler d'eux dans la presse. Il s'agit très majoritairement de polluants chimiques présents dans notre environnement et agissant directement ou indirectement sur notre équilibre hormonal. Les fonctions endocrines de l'organisme correspondent à la sécrétion des hormones, qui agissent sur différents tissus ou organes, pour stimuler ou réprimer certains mécanismes ou certaines fonctions physiologiques. Le sucre pourrait-il être comparé avec un perturbateur endocrinien ?

Les perturbateurs endocriniens altèrent les équilibres hormonaux de l'organisme. Les fonctions hormonales les plus étudiées dans ce contexte sont les troubles de la fonction thyroïdienne et les troubles de la fertilité, des pathologies qui touchent une proportion de plus en plus importante de la population dans les pays développés. Si la pollution est directement pointée du doigt, le sucre pourrait également jouer un rôle. En effet, le sucre en excès pourrait perturber ces deux grandes fonctions de l'organisme.

Consommer du sucre en excès tend à solliciter de manière importante le pancréas pour sécréter de l'insuline. Répétée régulièrement, cette sollicitation peut contribuer à développer une résistance à l'insuline et donc un diabète de type 2. Mais les perturbations de la sécrétion d'insuline n'impactent pas seulement le métabolisme et la régulation du glucose. Cette hormone constitue une sorte de carrefour hormonal pour l'organisme, puisqu'elle interagit plus ou moins directement avec beaucoup d'autres hormones de l'organisme, notamment les hormones thyroïdiennes ou encore les hormones de la satiété. Les troubles thyroïdiens peuvent ainsi être étroitement liés avec la régulation du glucose par l'insuline. Des études ont notamment décrit une association entre le diabète de type 2 et l'hypothyroïdie[16]. Compte tenu des liens possibles entre les fonctions thyroïdiennes et la sécrétion d'insuline, les patients atteints de troubles de la fonction thyroïdienne (hypothyroïdie ou hyperthyroïdie) sont incités à adopter et à respecter une alimentation saine et équilibrée, pauvre en sucres simples.

Par ailleurs, le sucre peut également altérer les fonctions de reproduction. Il y a quelques années, une étude américaine a récemment suggéré que la consommation de boissons sucrées pourrait favori-

16. H. Ben Hadj Hassen , *et al.*, « Diabète de type 2 et hypothyroïdie », *Annales d'endocrinologie*, volume 77, issue 4, septembre 2016, pages 515-516.

ser la puberté précoce chez les jeunes filles[17]. Un tel effet serait expliqué par un impact des sucres libres sur la fonction hormonale, entraînant une date précoce du développement des caractères sexuels secondaires et de la survenue des premières règles. Or la puberté précoce est associée à plusieurs risques pour la santé des jeunes filles :

- un risque accru de surpoids et d'obésité ;
- des effets délétères sur la santé osseuse, avec une moindre minéralisation des os ;
- un risque de développer un syndrome des ovaires polykystiques, une des causes les plus fréquentes d'infertilité féminine.

> *Le sucre peut également altérer les fonctions de reproduction.*

L'étude avait par ailleurs suggéré une légère augmentation du risque de cancer du sein, chez les

17. J. L. Carwile, *et al.*, « Sugar-sweetened Beverage Consumption and Age at Menarche in a Prospective Study of US Girls », *Human Reproduction*, volume 30, issue 3, 03/2015, pages 675-683.

jeunes filles consommant beaucoup de boissons sucrées.

D'autres études[18, 19] ont mis en avant l'effet néfaste du sucre sur la fertilité, qu'elle soit féminine ou masculine. À nouveau, la consommation de boissons sucrées est directement visée, car elle serait associée à une réduction significative de la fertilité. Les plus gros consommateurs de boissons sucrées (plus de 7 boissons sucrées par jour) et les consommateurs de sodas (quelle que soit la dose quotidienne) seraient les plus touchés. La qualité des gamètes serait directement impactée par cet excès de sucres.

Mais les boissons sucrées ne sont pas les seules mises en cause. Les aliments riches en sucres rapides seraient plus largement impliqués, notamment parce qu'ils favorisent deux autres facteurs de risque d'infertilité féminine : le surpoids et la résistance à l'insuline.

---

18. E. E. Hatch *et al.*, « Intake of Sugar-Sweetened Beverages and Fecundability in a North American Preconception Cohort », *Epidemiology*, volume 3, 29/05/2018, pages 369-378.
19. L'ANSES actualise les repères de consommations alimentaires pour la population française, www.anses.fr, 23/01/2017.

Dans le cas des hommes, le lien entre l'excès de sucre et la baisse de la fertilité pourrait en partie s'expliquer par une diminution des taux sanguins de testostérone. L'ingestion de quantités importantes de glucose a pu être reliée avec une baisse forte et prolongée des taux de testostérone, la principale hormone masculine.

De telles études semblent indiquer que les sucres simples, surtout les sucres libres, pourraient agir comme de véritables perturbateurs endocriniens, altérant profondément tous nos systèmes hormonaux, y compris nos capacités de reproduction.

« De telles études semblent indiquer que les sucres simples, surtout les sucres libres, pourraient agir comme de véritables perturbateurs endocriniens. »

LA SANTÉ BUCCO-DENTAIRE FAIT UNE CROIX SUR LE SUCRE !

On nous l'a suffisamment répété lorsque nous étions enfants : pour ne pas avoir de caries dentaires, il faut impérativement se laver les dents, mais aussi arrêter de manger des sucreries. Les caries dentaires, tant redoutées par des générations d'enfants, ne sont-elles que le résultat d'une consommation excessive de sucres ?

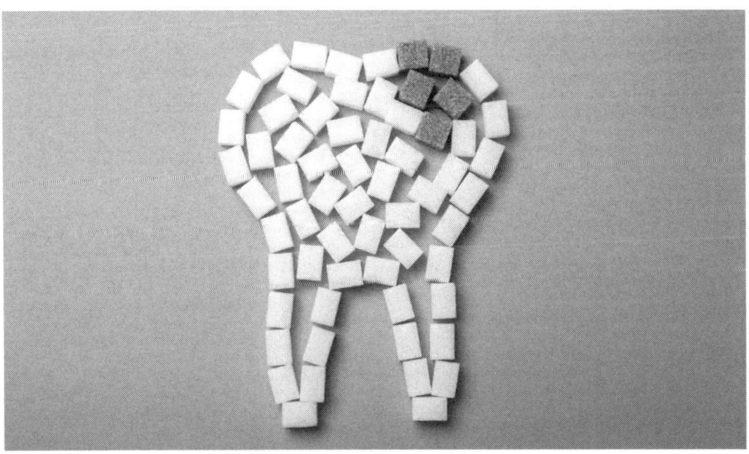

Les caries dentaires font partie des infections favorisées par l'excès de sucres, car les bactéries responsables des caries se développent plus facilement en présence de sucres dans la bouche. Mais la formation de ces caries est un mécanisme plus complexe, qui dépend de plusieurs facteurs :

- l'alimentation, et particulièrement la présence de sucres ;
- le temps de rétention des aliments dans la bouche ;
- la quantité et la qualité de la salive ;
- l'hygiène bucco-dentaire, principalement le brossage quotidien des dents et des visites régulières chez le dentiste ;
- des facteurs génétiques, certains individus étant plus exposés que d'autres au risque de caries ;
- le microbiote buccal, qui pourrait être affecté, comme nous l'avons vu pour le microbiote intestinal, par la concentration en sucres dans l'alimentation.

Tous les sucres sont-ils responsables de caries dentaires ? La plupart des sucres rapidement assimilables le sont. Il s'agit notamment :

- du saccharose (sucre de table) ;

- des autres sucres simples : le glucose, le fructose, le lactose...
- des sucres comme les amidons de maïs ou de pomme de terre, car ils sont rapidement dégradés en glucose par les enzymes présentes dans la salive.

En revanche, les glucides complexes non rapidement assimilables ne sont pas digérés dans la bouche, mais plus loin, dans le système digestif, et n'impactent donc pas la formation des caries dentaires.

> *Tous les sucres sont-ils responsables de caries dentaires ? La plupart des sucres rapidement assimilables le sont.*

Indépendamment de leur teneur en sucres, certains aliments sont qualifiés de cariogènes, c'est-à-dire induisant la formation de caries dentaires. C'est le cas par exemple des raisins secs, des biscuits, de la banane ou même des frites. Leur pouvoir cariogène dépend davantage de leur temps de résidence dans la bouche (ces aliments ont en commun d'être assez collants) que de leur teneur en sucres. Enfin, le risque de caries dentaires dépend également de la fréquence de consommation de ces aliments cariogènes.

D'une manière générale, plus on consomme d'aliments sucrés, plus on favorise le développement des caries dentaires et d'autres problèmes de santé bucco-dentaire. Le sucre est donc bien un ennemi de la bonne santé de nos bouches et de nos dents, surtout s'il est consommé en excès, de manière répétée, et sans une bonne hygiène de santé bucco-dentaire en parallèle.

> *Plus on consomme d'aliments sucrés, plus on favorise le développement des caries dentaires et d'autres problèmes de santé bucco-dentaire.*

Les études concernant les impacts sur la santé d'une alimentation riche en sucres ne manquent pas de pointer du doigt cet ennemi insidieux, impliqué dans une multitude de maladies et de dérèglements physiologiques. À l'issue d'une telle liste, assez effrayante, ne devrait-on pas rayer purement et simplement le mot « sucre » de notre vie ? Mais il faudrait encore préciser de quel sucre il s'agit et déterminer si sa suppression totale de notre alimentation est la solution idéale pour préserver au mieux sa santé d'aujourd'hui et de demain. Peut-être existe-t-il une possibilité de concilier le sucre et la santé.

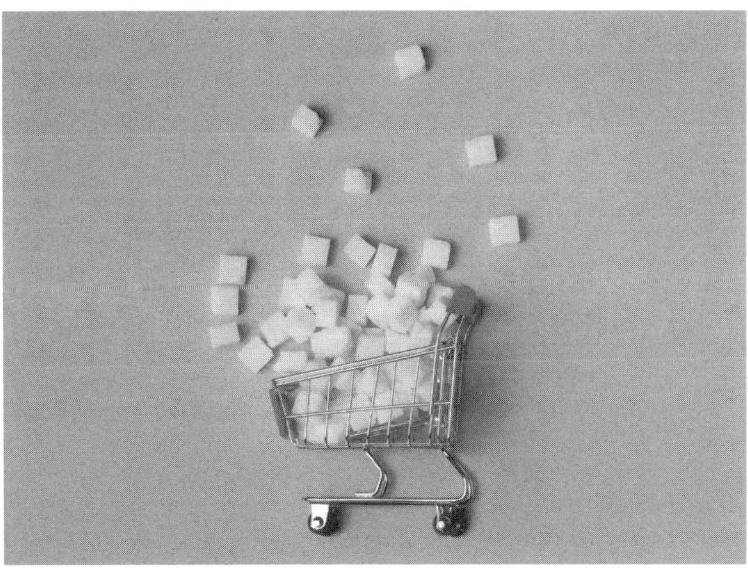

FAUT-IL RÉELLEMENT BANNIR LE SUCRE DE NOTRE ALIMENTATION ?

Le lien entre alimentation et santé nourrit depuis quelques décennies l'intérêt de nombreuses équipes de recherche dans le monde. Il y a quelques années, le coupable désigné, suspecté d'un vaste champ de problèmes de santé, était le gras présent dans notre alimentation. De nombreuses recherches ont progressivement montré qu'il fallait nuancer cette accusation, car certaines graisses sont essentielles au bon fonctionnement de l'organisme. Aujourd'hui, le sucre prend le relais et endosse tour à tour la plupart des problèmes de santé en essor dans les sociétés occidentales.

Mais, comme pour le gras, le sucre est-il bel et bien responsable de tous ces problèmes de santé ? Si ses excès sont délétères, une consommation raisonnée est-elle elle aussi incompatible avec une bonne santé ? Bannir totalement le sucre permettrait-il d'éliminer totalement tous ces problèmes de santé ? Nous avons vu que le sucre contribuait effectivement à altérer la santé à plusieurs niveaux et parfois gravement. Faut-il encore être bien certain de quel type de sucre nous parlons. En effet, un certain nombre de régimes prônant la réduction, voire la disparition des sucres, mettent l'ensemble des glucides à la même enseigne. Or nous avons vu dans la première partie de l'ouvrage que les glucides sont une famille riche et complexe de substances qui n'ont pas toutes le même effet sur l'organisme. De plus, les effets néfastes du sucre sur la santé n'ont été mis en évidence que pour certains types de sucres, et pas pour l'ensemble des glucides. Il est donc primordial d'affiner le propos et d'indiquer quels sucres sont délétères et doivent être limités.

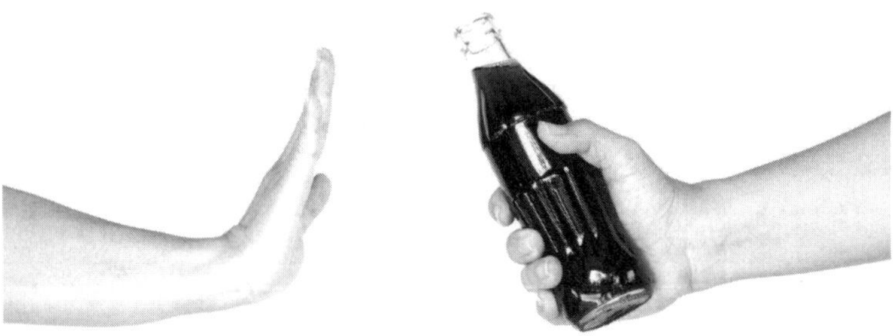

L'éradication pure et simple du sucre est prônée par certains experts, mais l'alimentation idéale n'est-elle pas avant tout une question d'équilibre ? Les études faisant état d'effets délétères du sucre sur la santé parlent le plus souvent des excès de sucre (parfois considérables) et rarement d'une consommation modérée. D'ailleurs, tous les sucres ne sont pas nocifs pour la santé. Certains se révèlent même nécessaires et bénéfiques sur le fonctionnement du corps. Alors, comment trouver un équilibre et atteindre une consommation saine ?

ATTENTION À NE PAS CONFONDRE SUCRE ET SUCRES !

Nous avons évoqué dès le premier chapitre de ce livre l'importance des glucides dans l'alimentation humaine. Ils représentent l'une des trois grandes catégories de macronutriments, dont l'organisme a besoin chaque jour pour fonctionner normalement. Impossible donc de se passer totalement de glucides, sous peine de graves problèmes de santé. Alors que les recommandations actuelles préconisent des apports glucidiques représentant plus de la moitié des apports quotidiens recommandés, certaines personnes optent pour des régimes enrichis en protéines et/ou en graisses. Mais dans tous les cas, il est fortement déconseillé de se priver de glucides.

> *Il est fortement déconseillé de se priver de glucides.*

Les glucides représentent une source d'énergie essentielle pour l'organisme. Ils apportent une énergie immédiatement mobilisable, capitale pour assurer le maintien de la température corporelle aux alentours de 37 °C et pour assurer les besoins énergétiques des cellules et des tissus. Lorsque les apports en glucides et en graisses sont insuffisants, l'organisme est contraint de puiser dans les protéines des muscles l'énergie dont il a besoin. S'ensuit une perte musculaire susceptible de provoquer à terme une baisse des capacités fonctionnelles.

Tous les glucides n'ont pas le même sort dans l'organisme. Certains ne peuvent absolument pas être assimilés par l'organisme, c'est le cas de la cellulose des végétaux, car le corps humain ne possède pas les enzymes capables d'hydrolyser ces grands enchaînements de glucose. La cellulose est un exemple parmi d'autres de fibre alimentaire.

Les fibres alimentaires sont des glucides issus de la paroi cellulaire ou de l'intérieur des cellules des végétaux, et qui ne peuvent pas être totalement décomposés par les enzymes digestives humaines. Les fibres alimentaires, toutes des glucides complexes, jouent un rôle essentiel dans la digestion et participent ainsi au bon fonctionnement de l'organisme. Elles se divisent en deux catégories.

- Les fibres alimentaires solubles, qui se dissolvent dans le bol alimentaire, c'est le cas des pectines des fruits, de l'amidon de pomme de terre ou encore des arabinoxylanes contenus dans les céréales. Ces fibres forment des gels dans l'appareil digestif en se mélangeant à l'eau. Elles exercent alors plusieurs rôles importants : l'absorption d'une partie des graisses ingérées et la réduction de l'absorption des sucres simples, en agissant comme un filtre.
- Les fibres alimentaires insolubles, incapables de

se dissoudre dans le bol alimentaire, par exemple la cellulose des plantes. Dans l'appareil digestif, ces fibres insolubles agissent comme de petites éponges, elles s'imprègnent d'eau, augmentent le volume des selles et participent ainsi activement à la régulation du transit intestinal. De plus, en ralentissant le processus de digestion, elles contribuent à la satiété, et ainsi aident à réduire l'appétit et à contrôler le poids corporel.

Les fibres alimentaires solubles et insolubles constituent des apports quotidiens essentiels au bon fonctionnement de l'organisme, non seulement en régulant les phénomènes de la digestion, mais aussi en participant à la régulation des graisses et des lipides. Les fibres solubles permettent d'améliorer le contrôle glycémique. Il est donc conseillé d'en consommer chaque jour en quantités suffisantes. Les principales sources de fibres alimentaires sont les suivantes :

- les céréales complètes et les sons de blé ou d'avoine ;
- tous les aliments à base de grains entiers (le pain complet, les pâtes complètes...) ;
- les légumes, en particulier l'aubergine, le gombo,

l'asperge, les haricots verts, les choux de Bruxelles ou les carottes ;

- les fruits, notamment ceux riches en pectines, comme la pomme, les agrumes, la fraise, la poire, etc. ;
- les noix et les graines, par exemple les oléagineux, les graines de lin ou de chia ;
- les légumineuses (lentilles, haricots, pois...).

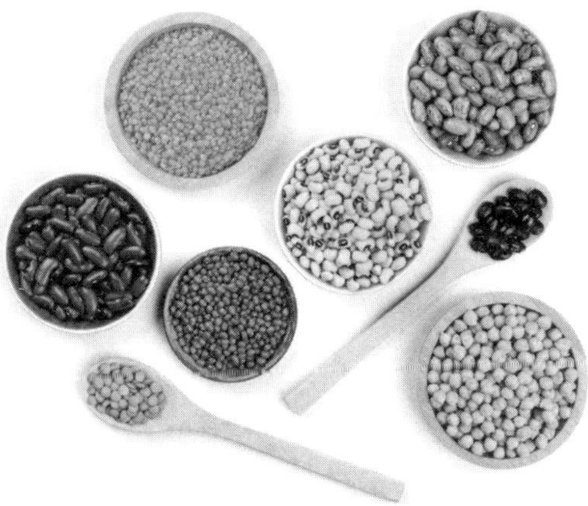

Alors qu'il s'agit exclusivement de glucides, la consommation quotidienne de fibres alimentaires est fortement recommandée, en raison de leurs multiples atouts santé.

Elles permettent notamment :

- la réduction de l'absorption des glucides, lissant l'augmentation de la glycémie après les repas et favorisant un meilleur équilibre glycémique ;
- la diminution du taux sanguin de cholestérol, ce qui participe à la diminution du risque cardiovasculaire et à la prévention des maladies cardiovasculaires ;
- un effet rassasiant intéressant dans la gestion et le maintien du poids corporel, un atout important dans la prise en charge du surpoids et de l'obésité ;
- un effet prébiotique, certaines fibres favorisant la croissance des bactéries du microbiote intestinal ;
- la prévention de la constipation, par une régulation du transit intestinal ;
- une diminution du risque de développer un cancer colorectal.

Malheureusement une forte proportion de la population ne mange pas suffisamment de fibres chaque jour. Les adultes doivent en consommer quotidiennement entre 20 et 40 grammes pour rester en bonne santé et bénéficier de leurs atouts santé !

Parallèlement, les glucides simples et complexes participent activement à la régulation du taux de sucre dans le sang. Si les conséquences de l'hyperglycémie peuvent être dramatiques pour l'organisme à court, à moyen et à long termes, l'hypoglycémie est également dangereuse pour la santé. Chez le sujet en bonne santé, elle provoque des malaises, des vertiges, voire une perte de conscience. Chez le sujet diabétique, en particulier ceux traités par l'insuline, les hypoglycémies peuvent être intenses et provoquer un coma.

La régulation du taux de sucre (sous-entendu le glucose dans ce contexte) est donc capitale pour la santé, sans qu'il soit trop faible, sans qu'il soit trop élevé. Et cette régulation fine du glucose repose sur l'action de plusieurs hormones, les plus importantes étant l'insuline, qui tend à diminuer le taux de glucose sanguin et le glucagon, qui a l'effet inverse. D'autres hormones, comme le cortisol ou l'adrénaline, peuvent perturber le taux sanguin de glucose.

La régulation de la glycémie repose sur plusieurs mécanismes, tous interdépendants les uns des autres :

- l'utilisation du glucose par les tissus et les cellules ;
- le stockage du glucose dans les cellules sous forme de glycogène (stockage à court terme du glucose) ;
- le stockage du glucose dans le tissu adipeux (stockage à long terme du glucose sous forme de graisses) ;
- l'élimination d'un surplus de glucose par les reins dans les urines.

Pour l'organisme, réguler le taux de sucre est vital afin d'assurer les besoins en énergie des cellules, et ce à chaque instant et en toutes circonstances.

L'organe le plus demandeur en glucose est sans conteste le cerveau, qui tire son énergie exclusivement du glucose. Lorsque l'organisme est au repos, le cerveau ne consomme pas moins de 60 % du glucose disponible. Lorsque le cerveau travaille et que certaines zones cérébrales sont particulièrement sollicitées, par exemple lorsqu'un étudiant passe un examen, la demande cérébrale en glucose peut augmenter et l'organisme doit pouvoir y répondre, grâce à des apports adaptés en glucides. Ce lien entre la consommation de glucides et les facultés cérébrales a été démontré chez l'enfant. Des apports suffisants en glucides chez l'enfant ont été associés à une amélioration des capacités cérébrales à plusieurs niveaux :

- de meilleures capacités de mémoire ;
- une meilleure résolution des tests arithmétiques et de lecture ;
- de meilleures capacités d'attention ;
- une diminution du temps de réaction.

Chez l'adulte, des effets similaires ont été observés, mais ils sont corrélés à la valeur de la glycémie à jeun, c'est-à-dire à la capacité de l'organisme à réguler la glycémie. Ces effets bénéfiques des glucides se vérifient également chez les personnes âgées, où la prise de 50 grammes de glucose à jeun le matin améliore de 40 % le score à des tests de mémoire.

> *Pour l'organisme, réguler le taux de sucre est vital afin d'assurer les besoins en énergie des cellules.*

Le glucose constitue le sucre de base ; tous les glucides ou presque sont transformés en glucose avant d'être assimilés. La source principale de glucose de l'organisme reste avant tout les glucides. Pour autant, tous les glucides ne se valent pas. Les sucres simples de l'alimentation correspondent à un apport immédiat et important de glucose. Lorsqu'on en consomme, la glycémie augmente en réponse fortement et rapidement, et l'organisme doit mettre en œuvre plusieurs mécanismes de régulation pour la ramener à la normale. Le glucose en excès est alors stocké. Cependant, entre les repas, le glucose peut manquer et il faut alors mobiliser les stocks. À l'inverse, les sucres complexes représentent un apport progressif de glucose. Il faut du temps à l'organisme pour découper en petits morceaux les longues chaînes de sucre et ainsi produire de petites quantités de glucose. La glycémie n'augmente que progressivement et le taux de glucose se maintient entre les repas. Les mécanismes de régulation sont ainsi moins mis à contribution. Ces différences d'assimilation montrent qu'il est difficile de comparer les sucres simples et les sucres complexes quand on parle d'effet du sucre sur la santé.

Les effets néfastes du sucre observés, mis en évidence voire démontrés, l'ont été non pas pour l'ensemble des sucres, mais seulement pour deux types de sucres :

- les sucres simples, comme le sucre de table, le fructose, le lactose…
- les sucres complexes d'assimilation rapide, comme les amidons.

Les plus visés sont les sucres simples et libres, c'est-à-dire ceux qui sont ajoutés aux préparations alimentaires, au contraire de ceux qui sont naturellement présents dans certains aliments. En revanche, les glucides complexes jouant le rôle de fibre alimentaire ont fait la preuve de leurs bienfaits sur le fonctionnement de l'organisme. C'est donc bien du danger des sucres libres dont il faut parler, sans mettre tous les glucides à la même enseigne. Cette subtilité de langage est capitale, pour éviter les régimes trop stricts et déséquilibrés consistant à abolir toutes les formes de sucres !

QUELS SUCRES, À QUELLES DOSES ET POUR QUI ?

Le sucre, en réalité les sucres simples, et même plus précisément les sucres simples libres, sont pointés du doigt pour leur implication dans le développement et l'aggravation d'une multitude de problèmes de santé, affectant la quasi-totalité des organes du corps et son fonctionnement global. À l'inverse, les glucides constituent une source nécessaire d'énergie pour les cellules et les tissus, et les fibres alimentaires participent au bon fonctionnement de l'organisme. Il apparaît donc que le sucre dans son ensemble ne serait pas à bannir, mais qu'il faudrait commencer par choisir les sucres les plus utiles pour l'organisme, de façon à atteindre une consommation raisonnable, nécessaire face à l'essor de nombreuses pathologies liées au sucre dans nos sociétés occidentales.

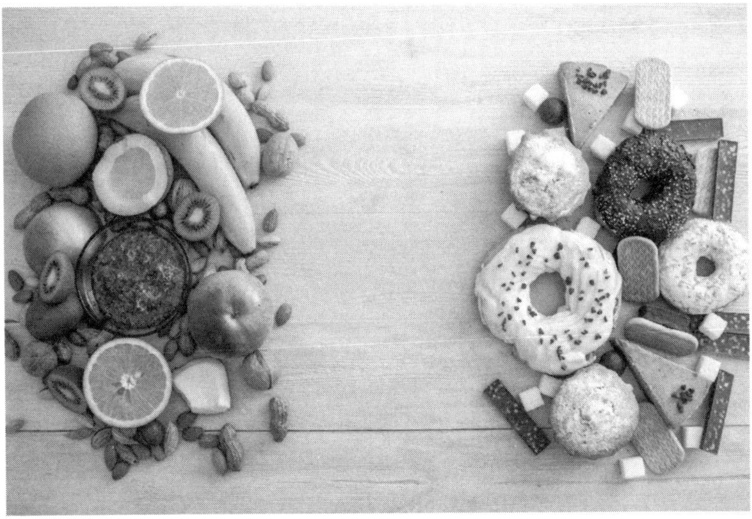

Au-delà de la simple distinction entre les sucres simples et les sucres complexes, les spécialistes ont élaboré au fil des années plusieurs valeurs indicatives de qualité nutritionnelle des sucres, et d'une manière plus générale des aliments. En effet, l'un des principaux dangers du sucre est d'augmenter trop fortement et trop souvent la glycémie. Plusieurs indices ont été développés pour définir l'impact des aliments sur la glycémie, les trois plus utilisés étant les suivants.

- L'indice glycémique : mis au point par David J. Jenkins, Professeur à la faculté de médecine de l'université de Toronto, il traduit l'effet hyperglycémiant d'un aliment dans les deux heures qui suivent son ingestion, par rapport à un sucre pris comme référence (le glucose, le pain blanc ou le sucre de table, selon les auteurs, auquel on attribue arbitrairement un indice glycémique de 100). Un aliment d'indice glycémique élevé (supérieur à 100) entraîne une élévation rapide et importante de la glycémie, tandis qu'un aliment d'indice glycémique faible (inférieur à 100) n'entraîne qu'une élévation modeste et lente de la glycémie. Tous les aliments ont un indice glycémique, et pas seulement ceux qui sont très riches en glucides. Certains glucides ont un indice glycémique faible, d'autres un indice glycémique élevé. D'une manière générale, les sucres simples et tous les aliments qui en contiennent des quantités importantes ont les indices glycémiques les plus élevés.

- La charge glycémique : elle est exprimée pour 100 grammes d'un aliment. Elle intègre l'indice glycémique de l'aliment, mais aussi sa teneur en glucides. La charge glycémique est considérée comme faible en-dessous de 10 et élevée au-dessus de 20.
- L'indice insulinique : il correspond à l'effet d'un aliment sur la sécrétion d'insuline dans la circula-

tion sanguine. Il traduit ainsi l'importance du pic hyperglycémique engendré par un aliment. Plus il est élevé, plus la sécrétion d'insuline est forte pour ramener la glycémie à son niveau normal. L'indice insulinique est principalement utilisé dans le suivi alimentaire des patients diabétiques.

Ainsi, il est possible de mieux choisir les glucides à consommer, pour préserver au maximum les capacités de l'organisme à réguler la glycémie. Et la nature des aliments n'est pas le seul critère qui détermine ces indices glycémiques et insuliniques. En effet, un même aliment peut avoir un indice glycémique différent selon sa préparation et son mode de cuisson. Les pâtes « al dente » ont par exemple un indice glycémique plus faible que les pâtes cuites plus longtemps. La complexité des aliments entre aussi en jeu. Les céréales complètes ont un indice glycémique inférieur à celui des céréales non complètes. Les grains de blé complet, le boulgour, la semoule de couscous et la farine de blé n'ont pas le même indice glycémique. D'une manière générale, plus un aliment reste dans son état naturel, initial avant toute transformation, plus son indice glycémique sera faible. Les aliments à indice glycémique faible sont à privilégier dans le cadre d'une alimentation saine et équilibrée, qu'il s'agisse de glucides ou d'autres catégories de nutriments. Schématiquement, les aliments d'indice glycémique faible sont bons pour la santé, tandis que les aliments d'indice glycémique élevé sont néfastes pour la santé.

> *Plus un aliment reste dans son état naturel, initial avant toute transformation, plus son indice glycémique sera faible.*

Plusieurs règles simples peuvent être adoptées au quotidien pour optimiser ses apports en glucides :

- éviter les excès importants de sucres ;
- privilégier les aliments à indice et charge glycémiques faibles, qui ne mobilisent que peu les mécanismes de régulation de la glycémie, tout en assurant des apports énergétiques suffisants pour

l'organisme ;

- répartir les apports de glucides sur la journée et la semaine en variant les sources ;
- limiter les sucres simples aux multiples effets négatifs sur la santé, mais augmenter la part des sucres complexes, utiles à l'organisme. En effet, une part importante de la population a des apports en glucides insuffisants par rapport aux recommandations, mais consomme trop de sucres simples chaque jour, et ce dès l'enfance.

Quels sont donc les apports recommandés en glucides ? Selon les dernières recommandations décrites dans le Plan national nutrition santé (PNNS) de 2017, les glucides doivent représenter entre 50 et 55 % de la ration calorique quotidienne de l'adulte. La part des glucides peut aller jusqu'à 60 % chez les adultes exerçant une activité physique intense au cours de la journée. On parle ici de l'ensemble des glucides, mais les glucides simples ne doivent pas représenter plus de 20 % des apports quotidiens en glucides. Parallèlement, l'apport total quotidien en fibres doit se situer idéalement entre 25 et 30 grammes, dont 10 à 15 grammes de fibres solubles.

Selon l'OMS, les sucres simples ne doivent pas représenter plus de 10 % de l'apport énergétique total chez l'adulte comme chez l'enfant. À noter que chez l'adulte, le nombre de calories par jour ne doit pas excéder 2000 calories. Ces chiffres reviennent à plafonner la consommation de sucres simples à 50 grammes par jour. Dans l'idéal, l'OMS préconise de descendre la consommation de sucres simples en-dessous de 25 grammes par jour. Mais elle n'interdit pas totalement les sucres simples.

> *Selon l'OMS, les sucres simples ne doivent pas représenter plus de 10 % de l'apport énergétique total chez l'adulte comme chez l'enfant.*

En résumé, les glucides sont essentiels pour la santé, mais pas tous les glucides. Les glucides complexes représentent un carburant capital pour l'organisme et les fibres alimentaires exercent plusieurs rôles bénéfiques sur la santé. À l'opposé, les sucres simples n'exercent que des effets négatifs sur l'organisme et sont donc à limiter autant que possible. À notre charge, donc, de différencier les glucides simples des glucides complexes, et de connaître précisément les sources de sucres simples, et en particulier les sucres simples cachés dans les aliments transformés. En effet, les sucres simples peuvent se cacher un peu partout dans notre alimentation. Il ne suffit pas de réduire sa consommation de sucre de table, de supprimer le sucre de son café ou de son yaourt. Le sucre n'est pas toujours celui que l'on ajoute volontairement aux aliments.

> *Le sucre n'est pas toujours celui que l'on ajoute volontairement aux aliments.*

D'autres sources de sucres simples contribuent parfois de manière importante à nos apports quotidiens en sucres. C'est le cas, par exemple, des sucres naturellement présents dans les aliments, comme le lactose du lait ou le fructose des fruits et même des légumes. C'est aussi le cas des sucres naturels ou modifiés ajoutés dans les aliments transformés, qu'ils soient sucrés ou salés. En effet, une large gamme de produits salés contient des sucres cachés, comme les sauces ou les plats préparés. Le sucre joue alors un rôle d'additif alimentaire. Pas facile dès lors de savoir précisément quelle dose de sucre nous consommons quotidiennement...

LA PLACE DU SUCRE DANS UNE ALIMENTATION SAINE ET ÉQUILIBRÉE

Les sucres simples, dont le plus commun est sans doute le sucre de table, apparaissent comme néfastes pour la santé, tandis que les sucres complexes apportent différents bénéfices pour le corps. Nous consommons en moyenne trop des premiers et pas assez des seconds. Mais alors pourquoi une consommation aussi excessive des sucres simples ? Parce que les sucres simples apportent un goût sucré aux aliments dans lesquels ils sont ajoutés et que nous apprécions généralement beaucoup ce goût. Et ce dès que nous le découvrons à la naissance.

Le sucre est une substance de saveur douce, mais le sucre de table tel que nous le connaissons aujourd'hui n'a pas toujours été présent dans nos cuisines. La saveur sucrée fait partie des quatre saveurs à la base du goût : le salé, le sucré, l'amer, l'acide. Universellement, la saveur sucrée est associée à une sensation agréable, sauf parfois en cas d'excès (la consommation rapide d'un excès de sucre peut entraîner des nausées, voire des vomissements). Le goût sucré est donc apprécié, voire recherché pour le plaisir immédiat qu'il procure.

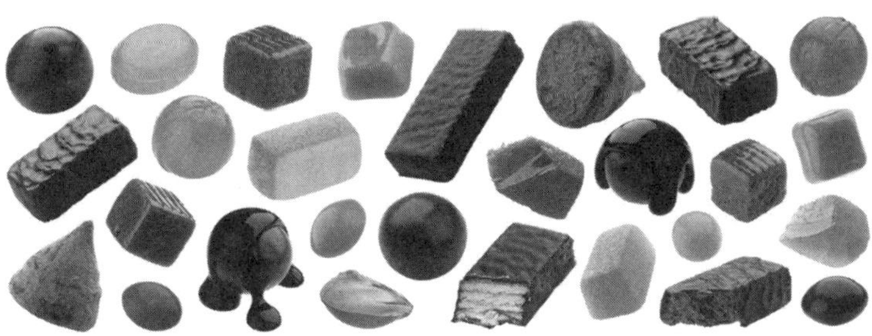

Dans l'Antiquité, le goût sucré était puisé principalement dans le miel et dans les fruits, comme les pommes. Puis, progressivement et dans différentes zones géographiques, certains végétaux enrichis en sucres ont été utilisés pour fabriquer des sirops pour donner une saveur sucrée aux aliments :

- l'agave pour donner le sirop d'agave ;
- la betterave sucrière ;
- la canne à sucre ;
- le cocotier, dont la sève était extraite en Océanie pour produire du sirop ;
- l'érable pour donner du sirop d'érable et du sucre ;
- le palmier dattier pour obtenir, d'une part du sucre et du sirop de palmier à partir de la sève, et d'autre part du sucre et du sirop de datte à partir des fruits ;
- les palmiers à sucre, comme le cocotier du Chili, pour donner du sirop de palmier ;
- le sorgho commun à partir duquel on produit du sirop de sorgho, dont la composition est proche du sirop de glucose obtenu à partir de l'amidon de maïs ;
- la courge sucrière du Brésil.

Historiquement, les premières cultures sucrières se trouvaient en Asie du Sud-Est et sur les îles du Pacifique, à partir de la canne à sucre. Cette première extraction du sucre aurait débuté entre 10 000 et 6 000 ans avant J.-C. En Europe occidentale, le sucre de canne est connu, car les Égyptiens de l'Antiquité cultivaient la canne à sucre. Mais cette denrée était réservée à une élite. Le goût sucré provenait très majoritairement du miel. En Inde, la purification et la cristallisation du sucre aurait été réussie pour la première fois vers l'an 350.

Progressivement, notamment au travers de l'expansion musulmane en Asie, la canne à sucre fut importée dans les pays méditerranéens jusqu'à l'Espagne du Sud. Les Arabes seraient à l'origine des premières sucreries, raffineries et plantations sucrières. Les civilisations occidentales découvrirent le sucre de canne au Moyen Âge lors des croisades. La canne à sucre, produit exotique et rare, était initialement réservée aux apothicaires et à l'aristocratie. Elle sera utilisée comme monnaie d'échange, épice et médicament jusqu'au XVIIe siècle. Elle se trouvera également au cœur du commerce triangulaire entre l'Europe, l'Afrique et l'Amérique. Le sucre ne fut réellement traité comme un ingrédient culinaire qu'au XVIIIe siècle et devint alors l'apanage des fins de repas, avec l'apparition des premiers desserts.

Au fil des siècles, se développèrent les méthodes de culture de la canne à sucre, d'extraction et de purification du sucre. Le sucre extrait de la betterave sucrière, bien connue aujourd'hui, ne connut un essor que tardivement, à partir du XIXe siècle. Il était pourtant connu depuis 1747, où un chimiste allemand avait démontré que le sucre de canne et le sucre de betterave étaient identiques, une fois raffinés (dans les deux cas, on obtient du saccharose). Le premier pain de sucre de betterave fut produit au cours du XVIIIe siècle. Les cultures de betterave sucrière permettaient alors à la France de ne plus dépendre des importations de canne à sucre pour se fournir en sucre. En 1900, le sucre de betterave représentait plus de 50 % de la production mondiale de sucre, alors qu'actuellement, il ne représente plus que 22 % de cette même production mondiale. Les premiers morceaux de sucre blanc, si communs aujourd'hui, n'apparurent qu'en 1855. La Révolution industrielle a permis de largement démocratiser la consommation de sucre en Europe, avec une production multipliée par 1 000 entre le XVIIIe et le XIXe siècle. D'un produit rare, cher et réservé à l'élite, le sucre est devenu en quelques siècles un produit de consommation courante et il l'est encore aujourd'hui. Cette brève histoire du sucre montre que celui-ci est devenu depuis le début du XXe siècle un produit accessible au plus grand nombre et au goût largement recherché ; une des causes sans doute de sa consommation excessive.

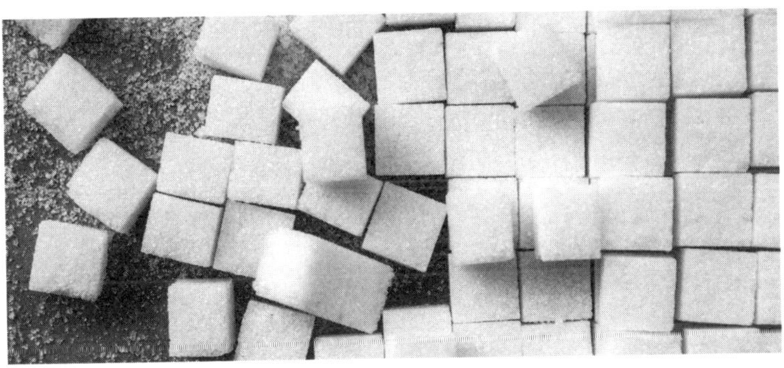

Pourquoi sommes-nous attirés par le sucre ? La recherche en anthropologie a montré que la saveur sucrée était reconnue par les primates et les êtres humains comme un indice de la valeur nutritive des végétaux, et associée à une sensation de plaisir[20]. À l'inverse, la plupart des plantes toxiques ont une saveur amère, signe de danger. D'ailleurs, le premier aliment consommé par l'humain, le lait maternel, est sucré, grâce à sa teneur en lactose. Ce lactose contribuerait à la sensation positive que ressentent les nouveau-nés au moment de la tétée.

La saveur sucrée, procurée par le sucre, est reconnue par des récepteurs spécifiques situés sur la langue. Ces récepteurs permettent de différencier les sucres naturels des édulcorants. Certains animaux sont ainsi incapables de reconnaître le goût sucré des édulcorants.

Notre attrait pour le sucre débute ainsi dès la naissance, c'est une disposition innée et non pas le résultat d'une exposition aux sucres de l'alimentation. Pourtant, le goût sucré dans l'alimentation s'est imposé tardivement, après la Renaissance. Aujourd'hui, le fait qu'il procure une sensation de plaisir

---

20. B. Simmen, C. M. Hladik, « Perception gustative et adaptation à l'environnement nutritionnel des primates non humains et des populations humaines », *Bulletins et mémoires de la Société d'anthropologie de Paris*, 1993, pages 343-354.

guide nos choix alimentaires, nous orientant instinctivement vers des aliments sucrés. Mais parfois, la recherche du plaisir pousse à en consommer de plus en plus, jusqu'à l'excès.

Nous l'avons évoqué dans les chapitres précédents, des chercheurs ont découvert que notre attraction pour le sucre est d'autant plus importante si nous sommes stressés. L'origine d'une telle observation se situe dans le cerveau. En effet, certains neurones guident nos choix alimentaires, entre aliments gras et aliments sucrés, et expliquent nos pulsions pour les aliments sucrés en cas de stress. Ces neurones réagissent au stress et, une fois activés, stimulent notre envie de sucre. Chez les rongeurs, ce mécanisme entraîne un triplement des rations sucrées par rapport aux conditions normales. Le stress active ces neurones, induisant la libération d'hormones capables de moduler nos choix alimentaires. En cas de stress, nous boudons les aliments gras, pour nous tourner vers les aliments sucrés. Ainsi, notre envie de sucre n'est pas seulement guidée par nos besoins énergétiques et métaboliques, mais aussi par une réaction à notre environnement et particulièrement au stress ; un stress qui est désormais courant dans les sociétés actuelles, tandis que les aliments sucrés sont présents en abondance et accessibles au plus grand nombre. De quoi créer les conditions favorables aux excès de sucres à répétition.

> *De quoi créer les conditions favorables aux excès de sucres à répétition.*

Faut-il alors se tourner vers les édulcorants ? C'est souvent le choix que font les personnes qui souhaitent se détourner des sucres naturels. L'avantage des édulcorants est de donner un goût sucré, et donc plaisant, à l'alimentation, sans apporter de calories et sans favoriser la formation de caries dentaires. Ils sont ainsi conseillés aux personnes qui cherchent à perdre du poids ou à stabiliser leur poids corporel, ou encore pour les sujets diabétiques qui doivent étroitement contrôler leurs apports en sucres. De plus, les industriels ont développé une large gamme d'édulcorants, naturels ou artificiels, disponibles sous de multiples formes, tablettes, sucres, poudre... Certains peuvent être utilisés pour la cuisson et d'autres sont utilisés pour la préparation des aliments transformés étiquetés sans sucre.

Pour autant, les édulcorants n'incitent pas à changer en profondeur nos comportements alimentaires et continuent à entretenir notre attrait pour le sucre. Une personne qui sucre tous les jours son café ou son thé avec une sucrette aura du mal à se passer d'un morceau de sucre. Au contraire, une personne qui apprend à consommer ses boissons chaudes sans sucre s'affranchit petit à petit du sucre et des édulcorants. Plus grave, comme les édulcorants ont un pouvoir sucrant généralement très élevé, les consommateurs réguliers d'édulcorants ont tendance à se tourner vers des aliments de plus en plus sucrés. Les édulcorants seraient pour certains spécialistes des aliments « obésogènes », c'est-à-dire favorisant des comportements alimentaires à risque élevé de surpoids et d'obésité.

Attention également aux substituts du sucre ! Souvent présentés comme des alternatives idéales au sucre, le sirop d'agave ou le sucre de coco ne sont pas des panacées. Ils représentent un apport calorique non négligeable, peuvent contribuer à l'hyperglycémie et entretiennent le goût pour le sucré.

> *Les consommateurs réguliers d'édulcorants ont tendance à se tourner vers des aliments de plus en plus sucrés.*

Enfin, consommer chaque jour pendant des décennies des édulcorants est-il sans effet sur la santé ? La question suscite un large débat dans la communauté scientifique, et ce depuis des années. Certains édulcorants, comme l'aspartame, ont fait l'objet de très nombreuses études, car nombre d'auteurs suspectaient des effets néfastes sur la santé. Jusque-là, aucun effet nocif direct d'un édulcorant sur la santé n'a pu être clairement démontré. Mais la question reste délicate, car il existe une multitude d'édulcorants, de natures chimiques très différentes. De plus, il n'est pas rare qu'une personne consomme plusieurs édulcorants différents au cours d'une même journée, voire au sein d'un même repas. Ainsi, récemment, des chercheurs ont étudié l'impact d'une association courante de deux édulcorants de synthèse, le sucralose et l'acésulfame K, consommés en faibles quantités mais sur une longue période, chez des cochons obèses[21]. Ils ont observé des perturbations dans le métabolisme du glucose au niveau de plusieurs organes. Ces perturbations pourraient provoquer des dysfonctionnements cérébraux, proches de ceux observés chez des patients obèses. L'impact réel des édulcorants sur la santé, surtout en cas de consommation chronique sur le long terme, reste une question d'importance. Faut-il se priver du plaisir associé au goût sucré ? Ou bien faut-il se tourner vers des sucres artificiels capables de mimer la sensation de plaisir sucré ? Les données manquent encore pour trancher définitivement ces questions, bien que dans tous les cas les édulcorants ne constituent pas une solution idéale de remplacement du sucre.

---

21. « Édulcorants de synthèse : des effets métaboliques indésirables démontrés », *Santé magazine*, 26/07/2019.

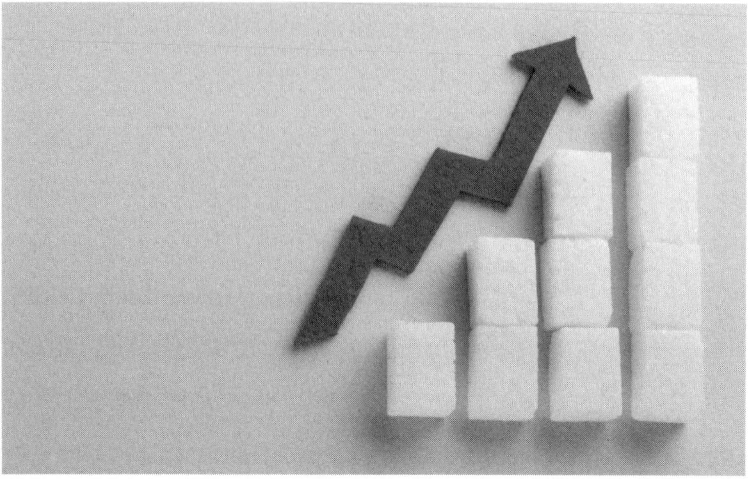

Certaines personnes considèrent que le seul choix possible est de supprimer radicalement le sucre de notre vie. Elles proposent toute une série de conseils pour se désaccoutumer du sucre. Procurant une sensation de plaisir, le sucre est alors comparé à une drogue vers laquelle on retourne sans cesse pour rechercher un réconfort. Et c'est en partie vrai. Le sucre est l'une des premières sensations de plaisir ressenties dès la naissance, qui peut devenir une véritable dépendance. Des nutritionnistes décrivent des cas extrêmes d'addiction aux aliments les plus sucrés, comme les confiseries, les pâtes à tartiner ou le chocolat. Nous avons vu précédemment que le goût sucré était identifié par des récepteurs situés dans la bouche. Ces récepteurs transmettent le message directement au cerveau, qui en réponse libère de la dopamine, l'hormone de la récompense ou du plaisir. Cette hormone est celle qui est la plus impliquée dans tous les phénomènes d'addiction. Mais dans le cas du sucre, l'activation de la sécrétion de dopamine est double, d'abord par la reconnaissance du goût sucré au niveau de la bouche, puis au moment du passage du glucose dans le sang, qui active à nouveau les circuits dopaminergiques. De quoi effectivement donner des envies de reprendre du sucre !

> *Dans le cas du sucre, l'activation de la sécrétion de dopamine est double.*

Comme pour toute addiction, le traitement repose sur le sevrage et l'abstinence. Le sevrage correspond à la période où l'on réduit sa consommation de sucre jusqu'à l'annuler totalement. Il faut alors résister à toutes les tentations sucrées et à l'appel de notre cerveau, friand de sucre. Puis l'abstinence revient à supprimer totalement le sucre de son alimentation. Problème, une grande proportion d'aliments, surtout parmi les aliments transformés, renferment une forme ou une autre de sucre. Aux États-Unis, un sucre ou un dérivé de sucre serait ainsi présent dans 80 % des produits issus de l'industrie agroalimentaire. Même les aliments salés en contiennent, notamment les pâtes à pizza, les sauces tomate, le pain de mie, etc. Les industriels évoquent le rôle de conservateur joué par le sucre. Mais certains soupçonnent ces mêmes industriels de compter sur l'effet dopant du sucre sur notre cerveau et sur son côté addictif pour augmenter leurs ventes. Les consommateurs redemandent des aliments sucrés, ce qui est favorable au commerce.

Danièle Gerkens a récemment publié un ouvrage, intitulé *Zéro sucre, mon année sans sucre*, dans lequel elle décrit son expérience d'éviction du sucre de son alimentation. Après quelques premières semaines difficiles, sa principale préoccupation était de détecter la présence de sucres cachés dans les aliments qu'elle achetait. En revanche, elle notait rapidement des effets positifs sur sa santé :

- une perte de poids ;
- une diminution des mauvaises graisses ;
- une amélioration de son système immunitaire, se traduisant par une diminution des infections.

Faut-il alors totalement bannir le sucre de son alimentation ? Les sucres complexes, riches en fibres alimentaires, sont essentiels au bon fonctionnement de notre organisme. Il est capital d'augmenter leur part dans nos apports quotidiens pour atteindre la moitié environ de nos apports énergétiques. Ces glucides doivent être si possible d'indice glycémique le plus faible possible, et il est important d'en varier les sources, entre les repas, au cours de la journée et de la semaine. Quant aux sucres simples, ils contribuent et entretiennent les diabètes sucrés, favorisent le surpoids et l'obésité, mais aussi divers troubles métaboliques ; ils majorent le risque cardiovasculaire, ils altèrent le fonctionnement de notre foie, de notre cerveau, de nos reins ; ils contribuent au développement de certaines infections ; ils nuisent à notre fertilité et perturbent notre thyroïde… En bref, ils ne présentent que des inconvénients. Ils sont de plus quasiment inutiles d'un point de vue strictement nutritionnel, à une condition près. En effet, si les apports en glucides sont correctement couverts par des aliments riches en glucides complexes, l'organisme n'a pas besoin de sucres simples, même si notre cerveau nous dit volontairement le contraire devant une confiserie ou la vitrine d'une pâtisserie !

> *« Si les apports en glucides sont correctement couverts par des aliments riches en glucides complexes, l'organisme n'a pas besoin de sucres simples. »*

Néanmoins, bannir totalement le sucre n'est pas obligatoire pour rester en bonne santé. L'OMS recommande dans l'idéal d'abaisser notre consommation en sucres libres en-dessous de 5 % des apports énergétiques quotidiens, soit 25 grammes de sucre par jour ; une dose qui devrait suffire amplement à donner du plaisir à notre cerveau. Reste alors à consommer intelligemment ces 25 grammes de sucre. En effet, si nous avons tendance à regarder de travers le morceau de sucre blanc ajouté à une boisson chaude, les études scientifiques montrent que le sucre de table n'est pas le coupable le plus évident des maux du sucre. La plupart des études récentes ayant conduit à mettre en évidence des effets néfastes du sucre sur la santé se sont intéressées aux boissons sucrées, riches en sucres simples et libres, c'est-à-dire directement absorbables par l'organisme, car non liés à un autre composant alimentaire. Prenons par exemple le cas du fructose des fruits, accusé d'être plus délétère sur la santé que le saccharose du sucre de table. Les fruits contiennent naturellement du fructose, mais aussi d'autres types de glucides, et notamment des fibres alimentaires, comme les pectines. Le fructose des fruits frais est naturellement complexé avec les fibres alimentaires.

Ainsi, quand on croque dans un fruit, le fructose n'est pas du fructose libre. Son assimilation par l'organisme est réduite et il passe plus lentement dans la circulation sanguine. Inversement, quand on boit un verre de jus de fruit, le fructose tiré du fruit au moment de l'extraction du jus se retrouve sous forme libre et passe presque instantanément dans le sang, et de manière importante. Cette différence fondamentale explique qu'aujourd'hui des spécialistes déconseillent la consommation de jus de fruits, y compris les jus de fruits frais sans sucres ajoutés. Entre un fruit frais et un fruit en jus, la quantité de fructose et son métabolisme sont très différents, et donc l'impact sur la santé aussi !

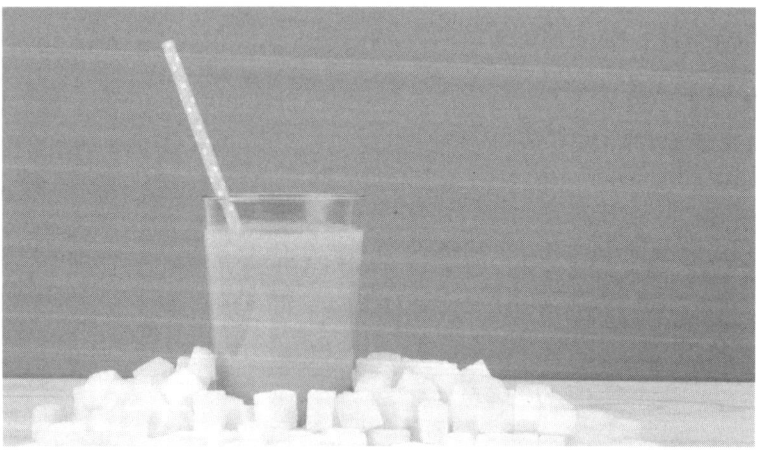

Évidemment, il est encore plus délétère de consommer des aliments transformés dans lesquels un ou plusieurs sucres simples ont été ajoutés, car ces sucres simples sont sous forme libre. De plus, il s'agit souvent de sucres transformés ou artificiels. En conséquence, les sucres à bannir ne sont pas forcément tous les sucres simples, mais surtout les sucres libres, issus de la transformation des aliments. Ce constat vient corroborer de récentes études françaises[22] ayant montré l'impact négatif sur la santé de la consommation des aliments transformés. Il est plus que jamais impératif de revenir à des aliments naturels, qui contiennent pour certains une dose de sucres simples, bien souvent complémentaires d'une dose de fibres alimentaires. Et il est plus qu'urgent de bannir les aliments transformés, riches en sucres simples et libres, voire en sucres cachés. La plupart des gens n'imaginent pas une seconde consommer du sucre en mangeant une pizza. Et pourtant, une pizza industrielle contient du sucre dans sa pâte, ainsi que dans sa sauce tomate ! Sans parler de sa teneur en matières grasses.

---

22. https://etude-nutrinet-sante.fr/article/view/230

Il est plus qu'urgent de bannir les aliments transformés, riches en sucres simples et libres, voire en sucres cachés.

Depuis quelques années, le Nutriscore se développe en France, pour indiquer aux consommateurs les aliments les plus intéressants pour la santé (Nutriscore A ou B, de couleur verte) et ceux à éviter (Nutriscore D ou E, de couleur rouge). Cet étiquetage permet aux consommateurs peu avertis de discerner du premier coup d'œil les aliments les plus néfastes. La formulation du Nutriscore tient compte en partie de la teneur en sucres simples et libres, mais aussi de l'indice glycémique de l'aliment. Il est donc bien plus facile pour le consommateur de regarder le Nutriscore d'un aliment plutôt que se pencher sur la liste des ingrédients et d'étudier l'indice glycémique de chacun d'entre eux.

Comme pour les graisses, et plus largement comme pour tout autre type de nutriments, nos apports en sucres doivent être équilibrés. Il est possible de consommer de tous les aliments en quantités raisonnables au cours du repas et tout au long de la journée. Une petite friandise de temps en temps n'est pas forcément à bannir, mais deux ou trois verres de jus de fruits tous les jours sont à éviter. La meilleure option est de limiter au maximum les aliments transformés ainsi que les ajouts de sucres simples dans les préparations alimentaires. Augmenter sa part de glucides complexes, tout en réduisant sa part de sucres simples semble être la meilleure option pour se prémunir de multiples problèmes de santé, aujourd'hui et pour longtemps.

« Augmenter sa part de glucides complexes, tout en réduisant sa part de sucres simples semble être la meilleure option pour se prémunir de multiples problèmes de santé. »

CONCLUSION

Au fil des années, le sucre a remplacé le gras au rang des aliments considérés comme des ennemis de la santé. Un nombre croissant d'études suggère ou démontre que le sucre, simple et/ou libre, est une nuisance pour nombre d'organes (cœur, foie, reins, peau, cerveau…) et pour le fonctionnement de l'organisme (équilibres hormonaux, régulation de la glycémie…). Le cerveau aime le sucre, l'apprécie, et pourtant en excès le sucre le détruit. Ce séduisant aliment va bel et bien à l'encontre de la santé, d'autant plus lorsqu'il est consommé sans modération et parfois même sans en avoir conscience.

Face à de tels dangers du sucre, certains optent pour une option radicale : bannir purement et simplement le sucre. Mais la chasse au sucre devrait plutôt laisser la place à un tri du sucre : certains sucres méritent d'être bannis de notre alimentation – en tout cas, réduits au strict minimum –, alors que d'autres nous sont indispensables pour rester en bonne santé. Les apports en glucides, et notamment en glucides complexes, sont essentiels pour l'organisme. Ils s'intègrent d'ailleurs parfaitement dans la logique actuelle de réduction de la consommation de viande, à des fins écologiques mais aussi de santé.

> *La chasse au sucre devrait plutôt laisser la place à un tri du sucre.*

Une meilleure information des consommateurs, et ce dès l'enfance, et une plus grande transparence des industriels du secteur agroalimentaire apparaissent comme nécessaires pour que chacun connaisse les différents types de sucres et sachent comment distinguer les bons glucides des mauvais, ceux qu'il faut privilégier et ceux qu'il faut éviter. Pour autant, consommer avec parcimonie le sucre plaisir semble une approche possible pour une alimentation équilibrée et saine. L'exemple de la chasse au gras nous l'a d'ailleurs montré : les régimes sans graisses ont progressivement laissé la place à une sélection attentive des corps gras, pour apporter les graisses essentielles à l'organisme sans faire face aux effets délétères de certaines autres néfastes. Une telle démarche pourrait bien s'appliquer aux sucres dans les prochaines années.

Les dangers du sucre ne se limitent pas seulement aux effets néfastes sur la santé des excès sucrés, consentis volontairement par certains consommateurs. Le danger réside aussi et surtout dans les sucres libres et cachés, tous ces sucres qui sont additionnés par les industriels dans les aliments transformés, qu'ils soient sucrés ou salés. Cela pose une question d'éthique et de transparence. Il est inacceptable que les consommateurs soient contraints d'ingérer du sucre à leur insu, un sucre désormais connu pour sa nocivité. Chacun devrait pouvoir être libre et conscient d'ajouter une petite note de sucre dans sa journée, pour se faire plaisir, sans nuire à sa santé !

BIBLIOGRAPHIE

Dr Réginald Allouche, *Le Plaisir du sucre au risque du prédiabète*, Paris, Odile Jacob, 2013.

Jean-Luc Darrigol, *Aspartame et autres édulcorants : danger*, Escalquens, Chariot d'Or, 2010.

Danièle Gerkens, *Zéro sucre, mon année sans sucre*, Paris, Les Arènes, 2015.

Dr Dominique Lannes, Catherine Siguret, *NASH, la maladie de la malbouffe*, Paris, Flammarion, 2018.

Dr Robert Lustig, *Sucre, l'amère vérité*, Vergèze, Thierry Souccar, 2017.

Bernard Pellegrin, *Sucre, enquête sur l'autre poudre*, Paris, Tallandier, 2017.

Dr David Perlmutter, *Ces glucides qui menacent notre cerveau : Pourquoi et comment limiter gluten, sucres et glucides raffinés*, Paris, Marabout, 2016.

DANS LA MÊME COLLECTION

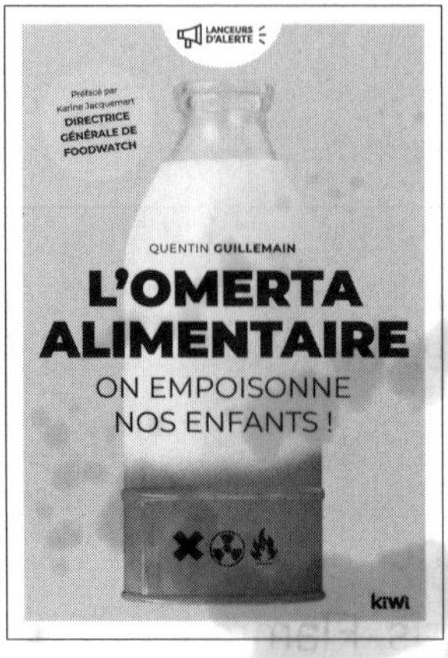

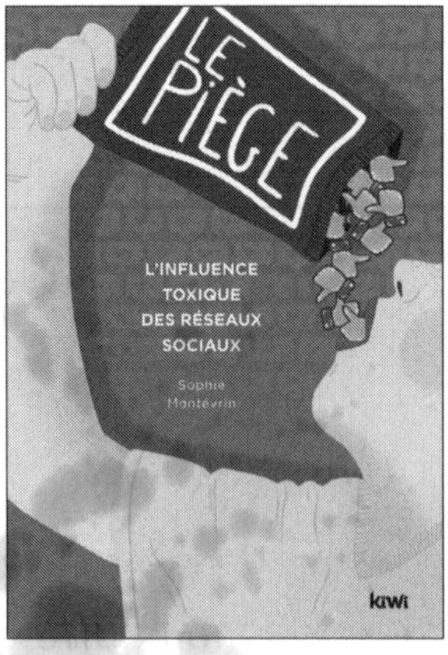

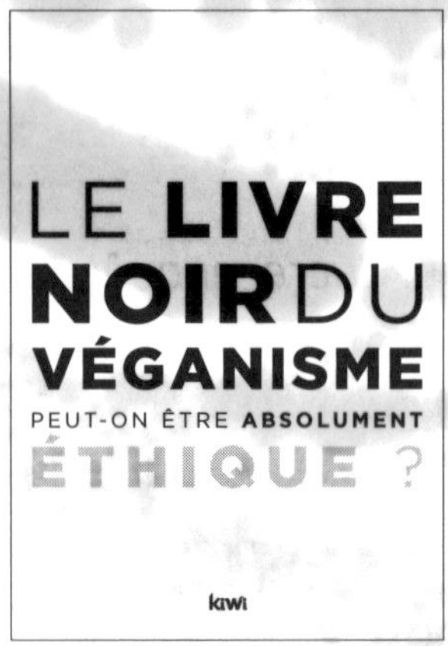

Dépôt légal : novembre 2019
Achevé d'imprimer par la Nouvelle imprimerie Laballery en octobre 2019.
N° d'impression : 910030